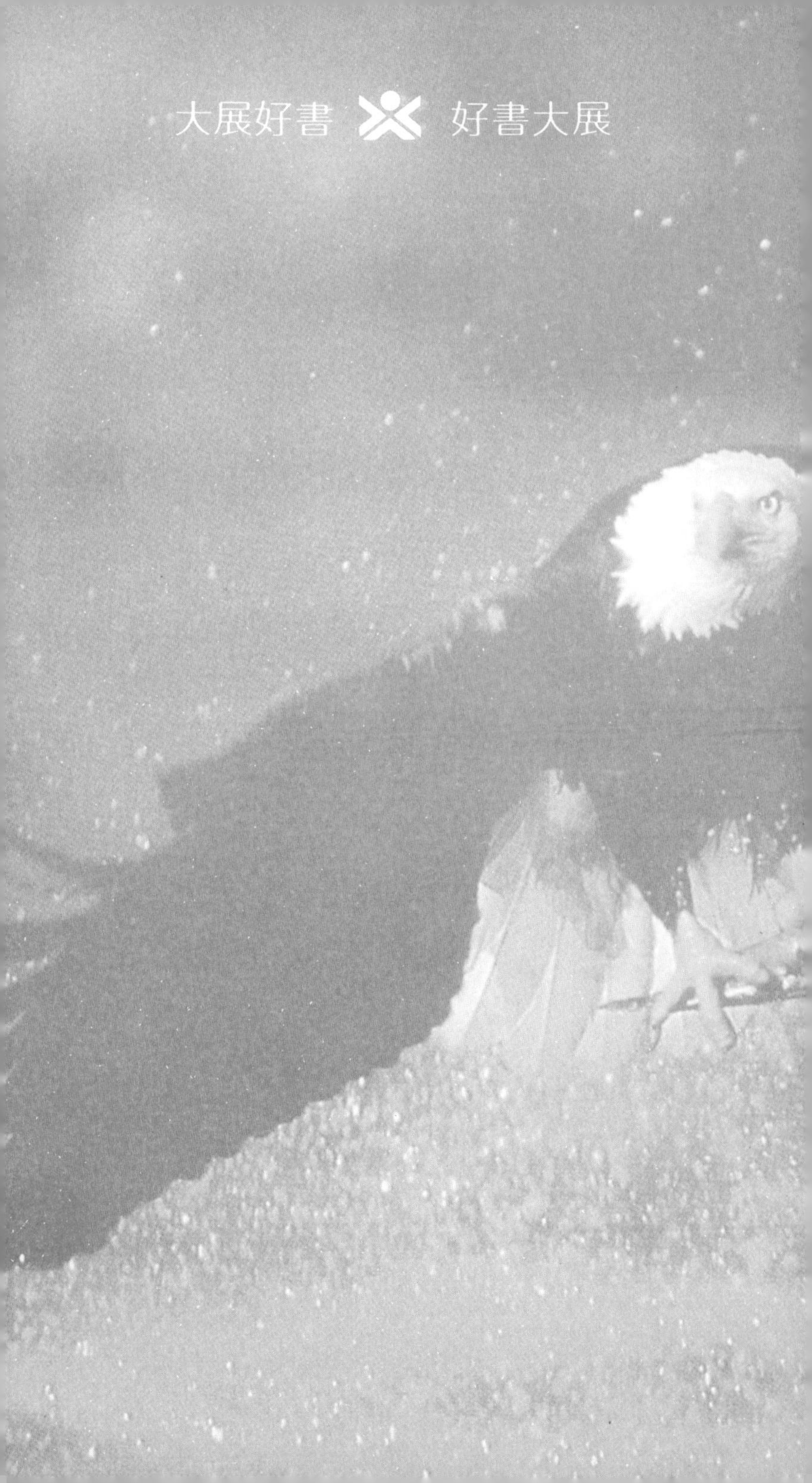
大展好書 好書大展

AIDS瞭解與預防

彼得・塔歌爾／著
劉名揚／譯

大展出版社印行

行政院衛生署的忠告

愛滋病（後天免疫缺乏症候群）自從一九八一年（民國七十年）被發現以來，立刻呈幾何級數迅速蔓延，短短十年之內，各國報告病例多達四十二萬，根據世界衛生組織之估計，全球各地實際病例可能高達一五〇萬人，約有八〇〇萬至一〇〇〇萬人受到感染。而到了二〇〇〇年（民國八十九年），全球感染人口將劇增至四〇〇〇萬人，小孩子感染者也將達一〇〇〇萬人，到那個時候，會因父母感染愛滋病死亡而造成一〇〇〇萬名孤兒，這將是人類社會空前未有的浩劫，難怪此病被視為「人類首號公敵」，也難怪世人聞愛滋病而心驚膽寒。

臺灣地區截至八十年十月底為止，已發現之愛滋病帶原者，多達二二八人，而且這還僅僅是冰山浮出水面之一角而已，實際感染人數，絕對不只如此。特別值得重視同時也格外令人擔心的是：最近幾個月的感染人數急劇增加，感染者的個案年齡逐漸下降，異性戀的感染比例不斷提高，因嫖妓而感染者陸續被發現，甚至爆發丈夫將愛滋病傳染給妻子的駭人警訊！

感於當今社會，工商發達，旅遊盛行，道德淪喪，色情氾濫，外籍勞工湧入，毒品走私猖獗，這些因素結合在一起，使得愛滋病在臺灣地區已經暗潮洶湧，蓄勢待發。因此，我必須毫無隱飾的告訴大家，如果我們還不起戒心，如果大家仍不加設防，那麼繼非洲、美國、泰國之後，國內將有很多人難以逃過愛滋病肆虐的浩劫！

行政院衛生署署長　張博雅

中文版序言

一九八〇年代早期開始，彼得・塔歇爾（Peter Tatchell）已針對愛滋病（AIDS）這個主題，在英國及世界各地出書、演講，並舉辦活動；他所寫有關愛滋病的文章可見諸於The Guardian（守護者報），Sunday Timcs（星期日時報），New Statesman（新政治家），Capital Gay（首都同性戀）及Time Out（暫停一下）等報章雜誌。

一九八七年，彼得・塔歇爾設立了UK AIDS Vigil Organisation（英國愛滋病守夜人協會），這是在英國首先為維護感染HIV（人類免疫不全病毒）及愛滋病人的人權而設立的運動性團體，他起草了世界第一份的「愛滋病及人權憲章」（AIDS and Human Rights Charter），以對抗全世界逐漸高漲的，用行政力量施壓的趨勢。

他參加了ACT-UP（the AIDS Coalition To Unleash Power，讓力量奔放出來愛滋病聯盟），這個團體發起各項活動，以為愛滋病人的福利受到刪減，工作機會不平等，監獄中對保險套的禁制，製造AZT（一種使用於愛滋病的藥物）的大藥廠Wellcome PLC趁火打劫，獲取暴利，保險公司歧視感染HIV的人以及報章對愛滋病之報導帶有偏見及侵害性等問題，進行抗爭。

彼得·塔歇爾同時也是The Battle for Bermondsey（對Bermondsey的戰爭，Heretic Books/GMP, UK, 1983），Democratic Defence - A Non Nuclear Altcrnative（民主防衛—核武之外的選擇，GMP, UK, 1985），Out in Europc - A Guide to Lesbian and Gay Rights in 30 European Countries（從歐洲眺望三十個歐洲國家中之Lesbian及同性戀者的權利指南，Channel 4 Televison, 1990），Europe in the Pink:

Lesbian & Gay Equelity In The New Europe（粉紅歐洲：新歐洲裡，Lesbian及同性戀的平等，GMP, UK, 1992）及Safer Sexy： The Guide to Gay Sex Safely（更安全的性：同性戀安全指引，Freedom Editions. UK, 1994）等書的作者。

致謝

在策畫本書的過程中，我在出版的工作上投注全力，同時我也要對下列的人們及組織所給予的協助及建議致最大的感謝之意，他們是Middlesex醫院的Michael Adler教授，他給本書的手稿很好的修正意見，洛杉磯愛滋病計畫，特別是Albert Ogle, Ted Tripella及John Mortimer，還有The Optimist（樂觀人）的編輯、工作人員和資助者，Erica Allason-John醫師，倫敦Stephens醫院的Charles Farthing醫師；Jonathan Grimshaw, On Death and Dying（死亡與垂死）的作者Elizabeth Kubler-Ross醫師；Arnold Linken 醫師；已故的Ainslie Meares醫師；Panos研究所；Carl Simonton及Stephanie Simonton醫師，他們在精神生理衛生的領域中，有開創性的成就；Christopher Spence；Terrence Higgins Trust 的 Nick Partridge, Judy

Tavangar及Jim Wilson、還有American Scientist（美國科學家雜誌），British Medical Journal（大不列顛醫學雜誌），The Lancet（刺絡針雜誌），Nature（自然）及New Scicntist（新科學家）等的出版公司，供我引用其中的文章內容。

推薦下列書籍，可進一步研讀：Carl Simonton醫師的Getting Well Again（柳暗花明又一村）、Arnold Hutschnecker醫師的The Will To Live（堅定地活下去）、Kit Mouat的Fighting For Our Lives（為生命而戰）、Ainslie Meares醫師的The Wcalth Within（內在的財富）及A Way of Doctoring（行醫之路）。

我特別要向已故的Kit Mouat致上感謝之意，他是自助團體Cancer Contact（面對癌症）的創團成員，曾兩度戰勝過癌症的威脅，其中第一次的診斷可溯自一九六九年，雖然醫師對其病情悲觀，但她卻以豐富的生命再活過十七年，例如，他寫詩鼓舞那些患了致命重病的人們：

一九八二年三月的「當被明白告知罹患『無法治療的二期癌症』」寫道：

Away with prognostic doom，（管他以後會如何，）

there is no need for praying…（又有何祈禱的必要…）

If that bloody surgeon says I’m going-（如果那沾滿血的外科醫師說我將——）

I’m staying…（我仍將繼續…）

目錄

第四章　愛滋病患者的生活

導　論

這是一本樂觀且容易閱讀的書，能幫助自我去瞭解、預防和對抗愛滋病。它的最初目標是為了三種人。

第一是一般的人，他們想要多瞭解愛滋病，包括安全的性方法。

第二是已經感染人類免疫缺乏症病毒的人（會引起愛滋病的病毒），愛滋病的情況。

第三，它的目標在於愛滋病患者的伴侶、家人和專業的照護者。

如果順利的話，每個人都將會發現這本書給予的建議，可以幫助改善他們的健康和增進他們生活的品質，不管他們是否有人類免疫缺乏症病毒。

憂鬱和絕望與愛滋病是分不開的，它的相反則是希望和樂觀：愛滋病不是快速而無法避免的命運。被感染病毒的人感到無力和沒有希望。除了接受他們的命運作為一個消極的犧牲者，很明顯的他們把自己當作是「病人」，不知不覺的陷入「病人的角色」，感染人類免疫缺乏症病毒和愛滋病的人能夠意識到，積極選擇以心理和生理來對抗疾病。

這是對抗愛滋病的自我能力方法，通常能夠輔助一般醫學的治療，它的前題是「整個人」或「全部」去接近健康：

＊生命不是一個問題，只是它通常停留在身體的某個特殊部位，它不是一個單純的生理現象；但也是一個人心理、身體和情緒的互相關係和互相依賴的一部份，因為彼此的互動才會有生病和健康。

＊這個觀點已取代了生病的單一原因，大部份的疾病都包含一連串的負面「開端」或「相關因素」組合成疾病並妨礙免疫系統去摧毀感染的能力。相反的，健康的復原也要依靠複合的積極「開端」或「相關因素」的活動。

＊把身體當作是一個自動調節的有機體觀念，假如免疫系統能適當的被刺激，它就可以發揮全部的功效，很自然的治療自己的許多疾病。

＊這個概念是治療的過程，應該是治療人而不是治療這個疾病；治療疾病深沈、潛在的根部勝於表面的症狀。

愛滋病的發展，有兩個必要的條件。

第一，這個人必需被感染人類免疫缺乏症病毒。

第二，他們的免疫系統必須變弱，因此沒有能力驅除病毒。

因此對抗愛滋病的基本原理是全力加強免疫系統的功能，使身體有更好的機會去壓制或摧毀人類免疫缺乏症病毒的感染。這須要在心理上對抗愛滋病，包括利用打坐、心理想像和積極的心理增強來直接改善免疫的能力。它也可以在生理上對抗愛滋病，它是經由改變「健康生活」的養生法來直接加強身體的免疫系統，其中包括營養的維生素飲食、充分的運動、正常的睡眠和經由放鬆技術的練習來減低壓力。

這個目標是要增加心理和生理的有利因素到最大以抵抗病毒，被感染人類免疫缺乏症病毒的人可以減少發展成愛滋病的機會，已經有愛滋病的人可以改善他們生存的可能性，並繼續其更有建設力及更滿意的生活。這不是一個會失敗的希望或自欺。不是每一個有人類免疫缺乏症病毒的人都會得到愛滋病。事實是只有百分之五十的人感染到人類免疫缺乏症病毒的人在十年之內會發展成愛滋病，這證明免疫系統是可以控制和有可能克服疾病。

一九九四年時，倫敦皇家自由醫師（Royal Free Hospital）建立的一個推算ＨＩＶ進程的數學式認為，已感染到HIV的人們當中，有四分之一可以從感染之日起，再存活並保持健康狀態至少二十年，甚至可能挨到新的治療方法出現之日。

的確，自從我自己和其他的人在一九八五年開始寫有關治療愛滋病的文章，越來越多有人類免疫缺乏症病毒的人，發現他們在幫助改善他們生活的品質，擴展生命的期望遠超過他們醫生的預知。今天，從感染人類免疫缺乏症病毒開始，到愛滋病的發作期之間，它的平均期限比過去要長。它從八十年代早期的三或四年到十年之後的接近十年。患有愛滋病的人比前幾年活的更長。生存的時間已經比以前延長很多。在一九九四年，有愛滋病的人活的時間比一九八七年還要長兩倍。毫無疑問，一個最主要的因素是接受「對抗」愛滋病的反應漸漸成長，並且接受自我協助的治療來增強身體自然的對疾病的抵抗力。

為了要好好照顧他們自己，生理和情緒同樣重要，許多有愛滋病的人多了額外的幾年生命，他們用別的方法是不可能得到的。假如當某些醫生建議，幾乎每一個有人類免疫缺乏症病毒的人在二十到三十年間最終都會發展成愛滋病，這額外的幾年最重要，因為一個人能活著有機會在有限的生命去完成他們的目標，從科學的突破性重大發展得到好處。當對愛滋病的治療仍是無止境的路，有一個真正的可能性，在不久的將來，新的醫學療法能控制疾病，就像糖尿病一樣。

假如這是可能的，然而最重要的是有人類免疫缺乏症病毒的人都運用他們的能力做每一件事，盡可能生存的更久，所以他們能從新的治療上得到好處。

每一個人內在心理和生理的資源交付給治病的潛力，迪克・理查醫生（Dr Dick Richards）主張「我們擁有一個製造武器對付疾病的兵工廠，我們可以使用全部或一些……我們用的更多，我們會有更多的機會贏得這場戰爭。」這是為什麼要用所有的方法治療愛滋病，不只是單純的依賴外部的醫學治療或任何一種萬能藥；但是動員一個人全部內在心理和身體的力量，一心一意以活力和決心來對抗疾病。

在對抗的過程中你不是一個人單獨面對愛滋病。對抗人類免疫缺乏症病毒的戰場不只是個人和病毒之間的奮鬥。有人類免疫缺乏症病毒的人可以從全國的愛滋病協助網路和支援組織獲得資訊和協助。他們也發現加入其他的自我協助可以增強情緒。

透過他們參與愛滋病活動的組織像是愛滋病宣洩力量聯盟（ACT-UP the AIDS Coalition To Unleash Power），有些人逐漸發現自我價值、團結和社會責任，這些運動是對抗政府的無所作為，爭取愛滋病患者的人權。

某些人感到選擇接近愛滋病來反抗傳統醫學智慧的結果。的確，它是的（雖然它不能阻止適當的傳統治療的使用）。一種機制式的科學訓練易使醫生趨向於保守的看法。他們過於強調對病人的治療勝於對疾病的預防，強調治療症狀以取代生病的潛在原因。他們也依賴手術和藥物來克服疾病（在十個醫療諮商中就有八個的診斷結果是藥的處方）！這種以藥物專心於個人身體的治療而完全低估病人的能力也可以幫助他們自己，他們可以動員他們自己內在生理、心理和情緒的資源來對抗疾病。

就像所有的專業人員，醫生嫉妒地保護他們的專業。他們想要控制治療的過程，因此傾向於看待病人是被動的對象。這通常使得病人自我協助是被厭惡的想法，愈多這樣的事包含不依慣例的手術自由和藥物自由的治療，好像打坐和心理想像。

問題的要點是，醫學建立的基礎在非常窄的範圍內，被定義什麽是醫學的效用。結果，因為他們不是以科學來理解，不能完全的解釋內心無限力量對健康的幫助，直到醫學科學的領域，許多醫生拒絕像打坐和心理想像這種無法控制的治療。甚至更糟的是醫學創立的保守主義者傾向於半種族歧視主義的醫學帝國主義。

它蔑視中國的草藥醫術和針灸，雖然它們被應用在世界四分之一的人有很好的效果，但因為這些技術沒有適當的理論和西方的醫學科學觀念。

無論如何，許多愛滋病的醫生完全的改變他們的態度傾向於有選擇性的治療。他們從他們的愛滋病病人的醫學個案歷史得知以心理和生理對抗人類免疫缺乏症病毒會活得更好更久。的確，在一九八九年，美國科學發展學會（the American Association for the Advancement of Science）第一次知道做簡單的工作來照顧他們自己，如健康的飲食，良好的睡眠，快樂的關係和積極的心理態度，有人類免疫缺乏症病毒的人，可以拖延愛滋病的發病期並不讓它日趨嚴重。

自我協助、自我評價和自我意願對抗愛滋病的重要性逐漸受到認同，對西方傳統的醫學是明顯的挑戰。它最終強迫傳統「醫生主動」和「病人被動」的關係做徹底的改變，心理學和情緒的因素在疾病的開始和健康的復原所扮演的角色得到承認。

假如有愛滋病的人追求有選擇的治療能夠幫助傳統醫學的改變，在某些事情上他們將會對人類創造永遠的利益。

同時，現在傳統醫學智慧的短視，限制醫生對愛滋病人提供幫助的能力，鼓勵大多數人對主流派醫學科學的批評，並探索根植於傳統醫學的選擇性自我協助治療。這本書對一些低成本、共同意識、自我能力以及選擇性治療做一些解釋。雖然他們不見得對每一個人都有效，它們著重在精神，甚至連愛滋病患者都有選擇和希望。

安（Anne）自一九八四年得到人類免疫缺乏症病毒，她說：

有人類免疫缺乏症病毒的人仍然可以選擇。他們選擇對抗它。他們能夠決定積極的……我的態度是我能夠控制疾病；它不能控制我。我有非常強烈的生存本能。我要各種不同的方法對抗它。

彼得・塔歐爾

第一章

瞭解愛滋病（AIDS）

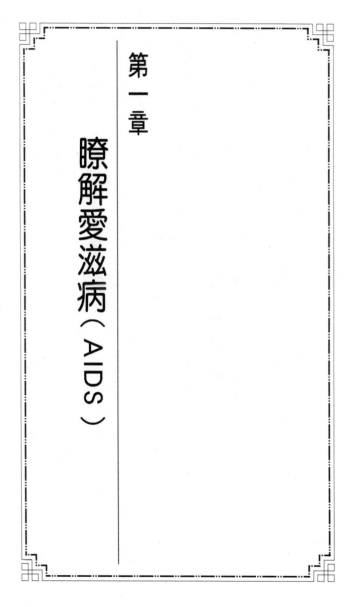

什麼是愛滋病?

愛滋病(AIDS)為後天免疫不全症候群(Acquired Immune Deficiency Syndrome)。正如其名,它是由遺傳得到的,免疫系統的不健全,而且包含各種不同相關的症候群和疾病。

最重要的是愛滋病經由人類免疫缺乏症病毒(HIV)所感染,使得身體免疫系統減弱,防衛性構造無法和疾病對抗。身體容易受到傷害,尤其是有生命威脅的疾病如病毒、黴菌、原生蟲和細菌的傳染,就和癌症一樣。這些伺機性的感染和癌症,都是經由人類免疫缺乏症病毒(HIV)所引起,破壞免疫系統並且侵襲身體,快速而失去控制,通常會產生致命的結果。這些伺機性的疾病殺手,使受傷的身體無法抵抗。

因醫學上監督和診斷的目的,愛滋病的定義如下。第一,是存在一種或多種一外感染或癌症。第二,被感染的病毒很明顯的是——人類免疫缺乏症病毒(HIV)——被認定引起愛滋病的原因。

人類免疫缺乏症病毒（ＨＩＶ）也引起各種較輕微而容易控制的疾病，這類疾病可能在ＨＩＶ感染的早期，也就是在尚未發展成所謂的愛滋病這種是以危及生命的疾病之前出現，這些非致命性的ＨＩＶ相關連的情況，可自輕微的症狀如夜晚突然流汗，大量的淋巴腺在腹股溝、脖子和腋窩，逐漸衰弱無力，體重減輕，持續腹瀉和高燒，傳染一直重複發作，例如口部的鵝口瘡。

因此，人類免疫缺乏症病毒代表了一系列有相關連性的疾病：被感染後所出現的是比較輕微的，不具有生命威脅。當感染進展成愛滋病較為嚴重而且有致命的結果。

和神話相反的是，愛滋病的結果不是迅速和無法避免的死亡。根據美國愛滋病監測機構疾病控制中心（the Center for Disease Control），在一九八一年被診斷出有愛滋病的百分之十五的人，在一九八六年仍然活著。自此以後，一種結合新的醫療處置和臨終治療普及，戲劇性延長愛滋病患者的存活率和生命的時間。

在一九八六年七月，紐約地方報（New York Native）訪問一名叫『傑克』（Jack）的人，他來自波士頓（Boston），在他的前三十年是一個靜脈注射毒品的人，並已經診斷為愛滋病，他第一次檢查是在一九七九年中期的加州大學洛杉磯分校（UCLA）麥可醫生

（Dr.Michael Gottleib）。

那時候他非常的瘦，絕對只剩下身體的殘殼。但是在七年之後，傑克的體重和T細胞比率均比以前高。的確，不僅是傑克有正常的生活，他也把身體重建當作是一種愛好，在一九八六年的暑假，他的體重增加到兩百磅。傑克將其殘存的生命以極艱難的方式去生活，但也使他改變，有更健康的生活方式：

「你必需想要活著。你不能害怕它……因為當某些人被診斷出是愛滋病，並不代表他們的生命就完了。它並不代表時間將停止……我最多只能活到三月或四月就死了。我只能投降。的確，我走完所有的路。我停止酗酒和嗑藥，每一件事都最好做一次。」

在英國，金・威爾森（Jim Wilson）是第一次證實有人類免疫缺乏症病毒（HIV）感染是在一九八二年，而被診斷出愛滋病是在兩年以後。同時，在一九八四年二月，醫生告訴他大約只剩下九個月的生命。在過了八年之後，金克服了十二種人類免疫缺乏症病毒（HIV）的意外感染：

「有一部份是來自流行性疾病，大部份的時間我的健康良好，而且我有滿意的生活。除了愛滋病之外，我在最後的幾年完成許多事……我並沒有讓愛滋病把我打倒。」

的確一九八六年起，金在英國最主要的諮詢和支援組織德羅斯・希金基金會（Terrence Higgins Trust）擔任國際聯絡員（International Liaison Officer）的危險工作。

他說：「我認為透過基金會為其他愛滋病人工作，對我有莫大的益處。」「它給我更多心理和情緒上的滿足，我也確信這些心理上的因素，是我對抗人類免疫缺乏症病毒（ＨＩＶ）的主要原因。」

愛滋病的起源和擴散

自一九七八年以來，一種奇怪而無法解釋的疾病開始在美國流行。首先，無法了解它在分居與離婚者之間有何關聯。一九八一年七月，疾病控制中心開始對此新的疾病做一個試驗性的計畫。證實，疾病控制中心指出罕見的皮膚癌和肺炎感染有三十一個個案，它們均有無法解釋的免疫系統異常現象。幾乎診斷出愛滋病的人都是同性戀或雙性戀的男性，因此，同性戀生活方式被認為是其原因。所以，這個新的疾病又被稱為同性戀相關免疫缺乏症（Gay-Related Immune Deficiency）。

很快的，愛滋病也被發現在異性靜脈注射毒品者之間，並不符合「同性戀相關性」的模式。因此被改名為愛滋病。在幾個月之內，愛滋病開始出現在其他異性團體，値得注意的是血友病的海地（Haiti）移民接受輸血。結果愛滋病也被其他國家認定，愛滋病流行的中心從美國傳至赤道非洲的部份國家：薩依（Zaire）、中非共和國（Central Africcan Republic）、尙比亞（Zambia）、盧安達（Rwanda）、浦隆地（Burundi）、烏干達（Uganda）、肯亞（Kenya）和坦尙尼亞（Tanzania）。另一個觀點，愛滋病是一個同性戀疾病，在這些國家愛滋病幾乎全是異性性行為傳播。除了主要的異性傳染，女人和男人一樣，小孩和大人一樣。

從那時起，愛滋病蔓延向全世界，首先是歐洲，其次拉丁美洲，最近也快速地攻向亞洲。

很明顯地，愛滋病並不是一個突發的新疾病。從一九七〇年代早期醫學報告和血樣本的回溯分析來判斷，人類免疫缺乏症病毒（HIV）可能在一九六〇年代晚期已經存在。而且在人類免疫缺乏症病毒（HIV）感染和愛滋病發作之間，平均有八到十年的潛伏期，一九八〇年代早期被診斷出的愛滋病是在一九七〇年代被感染。能夠確定的是人類免疫缺乏症病毒（ＨＩＶ）大約至少從那時開始或更久。

最早愛滋病被認定在世界上的任何一個地方包括一個美國人，就不在於愛滋病高危險的範圍內。在一九六九年聖路易市一位死亡的美國青少年回溯研究指出，他的死亡幾乎確定是由愛滋病引起的，奇怪的是並沒有證據顯示他和非洲、海地、輸血、同性戀關係、賣淫或毒品靜脈注射有任何關聯。假如他死於愛滋病，那麼人類免疫缺乏症病毒（ＨＩＶ）自一九六○年代開始就存在了。

愛滋病的來源仍舊是個謎。以最合理的理論去定日期，仍然無法證明人類免疫缺乏症病毒（ＨＩＶ）是一些其他相關病毒變化的結果。

如何而且在那裡發生變化，依然是臆測的主題。

無論如何，有關愛滋病來源判定的事實，並不是對這些開始出現病毒國家的懲罰和代罪羔羊。他們從愛滋病的影響所遭受的痛苦每一個人都一樣，只有透過所有愛滋病者的同情和合作，我們能夠征服這個疾病。

我們必需統一所有的國家，不分彼此與愛滋病對抗。

根據世界衛生組織（World Health Organisation WHO）的報告，愛滋病已經擴散到一百九十個國家。

除非政府採取了堅定的行動，給民衆有關更安全的性的教育，並促使保險套的獲得更為普及且便宜，否則某些亞洲國家將會失去他們成年人口的百分之二十，主要是有良好的教育及工作生產力，年齡在二十至四十之間有性行為的男女。

假如真的發生，就會慘遭經濟及文化的破壞，程度更甚於十八世紀奴隸交易及黑死病帶給非洲及中世紀歐洲社會的影響。

愛滋病悲劇性流行最重要的一點：貧困的第三世界國家衛生服務已因營養不良及其他的流行病如霍亂和傷寒而工作負荷過重，政府沒有醫療資源去對付愛滋病。百萬有人類免疫缺乏症病毒（HIV）的人，只有一點或全無適當的醫療照顧及治療處置。在一些貧窮國家中，一個有愛滋病的小孩入院治療的成本是一個工作者每月薪資的四倍，已超過大部份家庭所能負擔。甚至對愛滋病人最低的照顧，第三世界的政府都極需來自歐洲及北非發展中國家的醫療協助。

對抗愛滋病的幫助不僅是道德上的必須，也是富裕國家的自我本位。假如愛滋病能在西方根除，只要它還存在世界的其它地方，世界貿易和多數的觀光客將會繼續表現一種公共衛生處置到所有的國家。愛滋病是一個全球的問題，只有透過國際合作一途來對抗它。

愛滋病的起因——人類免疫缺乏症病毒

愛滋病是因一種稱為人類免疫缺乏症病毒（HIV）的病毒引起。簡而言之，它是歸因於人類免疫缺乏症病毒（HIV）。這個病毒非常具適應性而且顯示高度變化的傾向。有多種不同變化發展的成長。

人類免疫缺乏症病毒（HIV）的得名是因為它導致免疫系統的缺乏。它因侵入血液中一種特殊的淋巴細胞組織——T協助細胞而引起缺乏。人類免疫缺乏症病毒（HIV）滲透到這特殊的細胞組織，破壞並摧毀它們，以便繁殖及逐漸損壞免疫系統。這些細胞不能夠提供適當的功能，免疫系統陷於雜亂無章，不再有能力防衛身體對抗感染。

人類免疫缺乏症病毒（HIV）在一九八三年第一次被發現，原名為第三型人類T細胞向淋巴球病毒（HTLV-3-Human T-cell Lymphotropic Virus type 3），因它是最近偵測一系列人類病毒的第三。第一型人類T細胞向淋巴球病毒（HTLV-Ⅰ-Human T-cell Lymphotropic Virus type 1）與人類T細胞白血病連結，第二型人類T細胞向淋巴球病毒（HTLV-2-Human T-cell Lymphotropic Virus type 2）從毛樣細胞白血病的個案分離出來。在一九八六年，第三型人類T細胞向淋巴球病毒（HTLV-3-Human T-cell Lymphotropic Virus type 3）被更名為人類免疫缺乏症病毒（HIV）。

今天，有四種著名的免疫系統缺乏病毒。除了人類免疫缺乏症病毒（HIV）外，還有牛的免疫缺乏症病毒（Bovine Immunodeficiency Virus BIV）、貓的免疫缺乏症病毒（Feline Immunodeficiency Virus FIV）和猴的免疫缺乏症病毒（Simian Immunodeficiency Virus SIV）。

人類免疫缺乏症病毒（HIV）是經由其攻擊T協助細胞遺傳結構的基本分裂所產生破壞。作為一個反錄病毒，一旦它侵犯T協助細胞，人類免疫缺乏症病毒（HIV）反轉錄製它的遺傳密碼給T協助細胞的脫氧核糖核酸（DNA）。引導T協助細胞製造新的人類免疫缺乏症病毒（HIV）成份，透過血液的散佈去侵犯和傳染給其它的T協助細胞。事實上，人類免疫缺乏症病毒（HIV）轉變成T協助細胞中的微小病毒工廠。代替複製它們，T協助細胞繁殖人類免疫缺乏症病毒（HIV），引起身體內的T協助細胞群逐漸衰退。更多的

T協助細胞遭摧毀，免疫系統不斷地崩潰。

從被傳染人類免疫缺乏症病毒（ＨＩＶ）開始，到愛滋病發作的潛伏期是八至十年，它也有多樣化，從最短的十二個月到最長的二十年。

並不是感染人類免疫缺乏症病毒（ＨＩＶ）就會變成愛滋病。超過十年的時間，大約有百分之五十的人類免疫缺乏症病毒（ＨＩＶ）感染者依舊健康。只有一半的人轉變成愛滋病。人類免疫缺乏症病毒（ＨＩＶ）的研究已有一段時間，但需要較長的期間去學習這個疾病，這些數字也許會改變。例如，一些醫生建議，感染人類免疫缺乏症病毒（ＨＩＶ）的人在超過二十至三十年期間，有很高的比率會發展成愛滋病。如果這成為事實，它令人沮喪的預測比它的探測少得多。

它可能意指一個有人類免疫缺乏症病毒（ＨＩＶ）的人，年齡二十歲，他五十歲時不會有愛滋病。假如到了那個時候，發展新而有效的愛滋病治療，這個有愛滋病的人可能多活二十年。控制及管理他們的疾病和糖尿病人一樣的方式，他們可以期望有一個好的生活品質，勝過他們過去的二十年，逝世之前在大約七十左右的年紀。換句話說，許多有人類免疫缺乏症病毒（ＨＩＶ）的人，很快能夠預期一個相當完全和正常的生活。

雖然人類免疫缺乏症病毒（HIV）是愛滋病的主因，感染的結果會有人類免疫缺乏症病毒（HIV）抗體的產生，並不是每一個人在測試的時候有愛滋病顯示人類免疫缺乏症病毒（HIV）抗體在血液中。這有兩個主要的原因。

第一，抗體（和病毒）衰弱而且變的很難去偵測一定的情況，特別是當愛滋病的嚴重性提升到進一步的發展階段。

第二，在感染之後的幾週，抗體會發展成人類免疫缺乏症病毒（HIV）。這個『視窗期』（window period）的範圍通常從一到三個月。在立即感染後期的階段，一個人可能被感染和容易傳染，沒有產生可探知的抗體數量。

人類免疫缺乏症病毒如何破壞免疫系統

免疫系統是身體對抗疾病自然的防衛。它的細胞尋找、認定及摧毀病毒和其他進入身體的入侵者，傳染細胞和身體本身不正常或惡性引起癌症的細胞一樣。

淋細胞的角色最初是由特別等級的白血細胞運送。在血液中有兩種主要的淋巴細胞型態

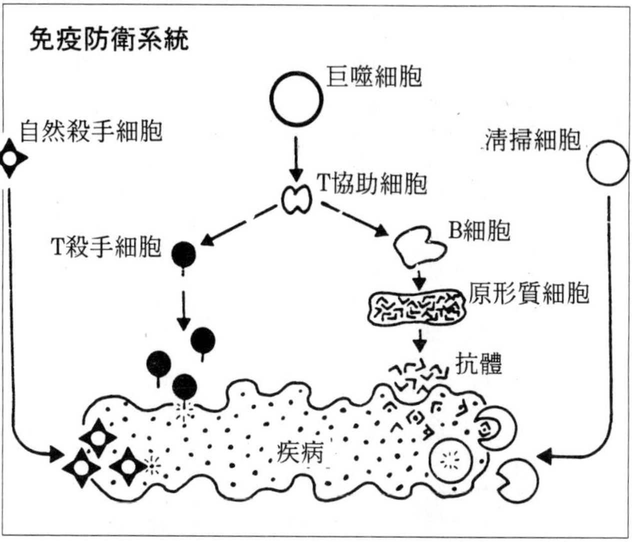

——B細胞和T細胞。它們各有不同的功能和能力，產生兩種不同但互相關連的免疫防衛系統。

T細胞免疫防衛

T細胞免疫系統主要的命令和控制中心。T細胞有三種類型：T協助細胞、T制止細胞和T殺手細胞。

T細胞免疫防衛開始有一個特殊的清掃細胞型態——巨噬細胞。它們認定外來的入侵者，然後通知T協助細胞。T協助細胞由打開免疫系統來反應——活動B細胞去產生抗體，假如必要的話，T殺手細胞會摧毀外來的入侵者，以身體任何變成傳染性或惡性的細胞。

萬一外來的侵入者被消滅，T制止細胞會關閉免疫系統，除去T協助、T殺手和B細胞。

B細胞免疫防衛

在一些個案，B細胞的防衛是自我活動。在其他的個案，它們需要由T協助細胞刺激其活動。當一個活動的B細胞對抗一個外來的入侵者，它會自我繁殖創造更大的原形質細胞。這些原形質細胞產生和分泌百萬的抗體。一些抗體可以直接摧毀外來的入侵者，而其他的間接活動是使表層的入侵者變得稀薄好讓清掃細胞吞食和摧毀。

其他細胞的免疫防衛

有四種其他的防衛細胞型態，它們的活動是支援T和B細胞的免疫防衛。自然殺手細胞的得名是因為它們殺死外來入侵者、傳染性的和自然產生的惡性細胞，而不需由T協助細胞任何事前的刺激。巨噬細胞、單核細胞和粒性細胞是三個不同種類的清除細胞，可以消化和摧毀外來入侵者。

愛滋病的影響

人類免疫缺乏症病毒（HIV）能夠避開免疫系統的破壞，而且使身體的免疫力持續毀損。它經由血液傳染並且戲劇性的減少T協助細胞的數量——整個免疫系統的制輪楔。一個健康的人，T協助細胞比T制止細胞多二至一倍是正常的，有愛滋病則這個比率相反。T制止細胞不會被病毒感染，它們的容為數量維持正常的狀態。相反的，T協助細胞的總量會很嚴重的消耗，所以它們有偵測的困難。因此，人類免疫缺乏症病毒基本上會在T協助細胞起動免疫系統和制止系統，減低它活動之間選擇平衡。

在此環境中，被耗盡和微弱的T協助細胞不能夠適當的開啟免疫系統去對抗人類免疫缺乏症病毒（HIV），及隨後而來意外的傳染及癌症。結果沒有T協助細胞適當的刺激，殺手細胞不能摧毀外來的侵入者，一些B細胞因不足的數量不能產生正確的抗體，甚至連清除和自然殺手細胞都被抑制。

雖然T協助細胞是人類免疫缺乏症病毒（HIV）最初的目標，它的出現連B細胞及巨噬細胞都被傳染。一旦病毒進入血液，被傳染病毒的細胞經由血液傳送到身體的各個部份

——皮膚組織、器官、糞便和其他身體的液體。

一些證明顯示，T協助細胞最易被人類免疫缺乏症病毒（HIV）感染而受傷害，當它們對其他一連串傳染的反應，例如B型肝炎。這似乎建議免疫系統受傷害或處於壓力的人更容易感染人類免疫缺乏症病毒和愛滋病。

人類免疫缺乏症病毒誘發伺機性的感染和癌症

當身體的免疫系統經由人類免疫缺乏症病毒（HIV）嚴重受傷時，它不再能夠有效的對抗和擊退疾病。結果，原本一個健康的人很容易克服的疾病，卻擴散的無法檢查而且有生命的威脅。有兩種疾病的型式發生在人類免疫缺乏症病毒的人身上——引起少數愛滋病死亡的癌症，和引起壓倒性多數愛滋病死亡的意外感染。

癌症，最為流行的是平常罕見的皮膚腫瘤，卡波西氏肉瘤（Kaposi's Sarcoma）。事實上，它並不是一個新的癌症，早已經存在一個多世紀。

在它的傳統形式，卡波西肉瘤通常生長緩慢，不會致命，通常只有猶太人的老年男性及地中海家族的人容易被侵襲。在過去的六十年，另外一種卡波西肉瘤在中非也已經出現，它侵襲年輕的男女而且致死。最近發現大部份的與人類免疫缺乏症病毒（ＨＩＶ）相關的卡波西肉瘤形式最具攻擊性。除了外在皮膚的損傷，它也出現在內部的黏膜。有時，它也分佈在淋巴結、肺和其他的身體器官。

淋巴瘤是另外一種比較異常的人類免疫缺乏症病毒（ＨＩＶ）而引起癌症。它能夠捲入腦和其他內部器官的腫瘤，並且使其發生痙攣、痲痺、部份失明和人格失常，包括記憶力及智力的喪失。子宮頸癌不是公定的伺機性癌症，但受ＨＩＶ感染的婦女確實比未受感染者更普遍地罹患此症，而ＨＩＶ呈陽性的婦人，也更有得到惡性腫瘤的傾向。

人類免疫缺乏症病毒（ＨＩＶ）引起疾病的另一個種類——伺機性的感染——能夠由四種不同的有機體引起：

原蟲類（Protozoa）肺囊蟲性肺炎（Pneumocystis Carinii Pnrumonia PCP）是非常嚴重的肺部感染——會有咳嗽、高燒和短促的呼吸。毒漿體病（Toxoplasmosis Gondii）引起腦部的發炎及潰瘍，和視力的損害。隱形胞子蟲腸炎（Cryptosporidium Enteritis）、梨形鞭毛蟲屬（Giardia Lablia）、同形胞子蟲（Isospora Belli）和痢疾阿米巴（Entamoeba Histolyea）是腸內的寄生蟲會導致慢性腹瀉和食物的吸收不良。

病毒（Viruses）單純疱疹Ⅰ和Ⅱ（Herpes Simplex Ⅰ&Ⅱ）引起唇疱疹及外陰部疱疹。水痘帶狀疱疹（Varicella Zoster）——另外一種著名的帶狀疱疹——在於爆發性的皮膚疼痛，通常是兒童時期就癮伏在身體內的水痘病毒再度活動。

多瘤病毒（Polyoma Virus）攻擊中樞神經，產生精神狀態的受損。艾波斯坦——貝爾病毒（Epstein-Barr Virus）會產生淋巴腺熱。

巨細胞病毒（Cytomegalovirus）——通常簡寫成CMV——能夠引起肺炎、視盲和嚴重的腹瀉。

黴菌（Fungi）念珠菌屬的腦白體病變（Candida Albicans）——或黴菌性口炎——是一種酵母傳染上嘴巴、腸胃系統和內部的器官。

莢膜組織漿菌（Histoplasma Capsulatum）侵襲肺部引起高燒、低血壓和嚴重的呼吸困難。新生囊球菌（Cryptococcus Neoformans）侵襲肺部引起肺炎並且擴散至腦部，引起腦膜炎（頭痛、高燒、視力受損和注意力不集中）。

細菌（Bacteria）體腔內的禽結核分枝桿菌（Mycobacterium Avium Intracellulare）

和（Xenopi-Kansasii）使血液、淋巴結、骨髓、腸和其他的器官感染。

結核桿菌（Mycobacterium Tuberculosis）引起肺痛和高燒細菌性肺炎傷害肺。

鼠傷寒桿菌（Salmonella Typhimurium）和副痢疾桿菌（Shigella Flexneri）引起腸的感染和腹瀉。

所有癌症及意外的感染，三個疾病——卡波西肉瘤、肺囊蟲性肺炎、巨細胞病毒——成為愛滋病診斷和死亡的主要原因。然而這三個疾病越來越多由新的醫學治療所控制。早期的肺炎，例如儘早使用Pentamidine或Septrin的噴霧劑，有肺囊蟲性肺炎的人戲劇性減少死亡的比率。

愛滋病的症狀

在愛滋病的發病過程中，至少包含下列常見症狀的二種或更多。

*在脖子、肩膀、腋窩或腹股溝有不確定的腺增大。

*深切而持久的疲倦。

*無法解釋在兩個月之內體重減少超過五公斤。

*延長失去的食慾。

*持續的高燒和濕透的夜汗。

*長時期短促的呼吸和乾咳。

*經常腹瀉或有帶血的糞便。

*舌頭、牙床和喉嚨覆蓋厚的白色斑點或膜——在呑嚥時常伴隨疼痛和呑食困難，在婦女方面，斑點也會出現於陰道內。

*不正常的皮膚發疹、變色或唇疱疹。

*嚴重的頭痛、作嘔或頭暈。

除此之外，有兩種主要的愛滋病相關的癌症症狀，在下列有不同的定義：

*卡波西肉瘤包含新的粉色、紫色或褐色的變色，或剛好在皮膚下，有時在嘴唇、鼻的通道、腸、直腸或眼皮下。它們不是像平常的瘀傷，就是突起像小節、小塊或像水泡一樣膨脹的形式。它們正常的時候無痛，會慢慢的長大，並且擴散到身體其他的部位。

＊腦的淋巴瘤結果是持續或重複的發作，視力模糊、嚴重頭痛、心理失常和人格的改變。

在這些症狀中，有許多是一些平常而無害的疾病也會出現的，因此，有這些症狀並不是警訊，但尋求一位醫生的意見去決定它們是否為常有和少數的疾病，或有些更為嚴重。

這個建議寧願合理的指向專門的性傳染病（Sexually Transmitted Diseases STD）診所而不是社區的醫生。調查發現有關愛滋病區域醫生間被忽視的警訊層次，許多人並不完全瞭解人類免疫缺乏症病毒（ＨＩＶ）抗體測試陽性結果的意義。相反的，性傳染病醫生更習慣處理愛滋病相關的事件，因此更有經驗並精通愛滋病的診斷。假如需要，他們有辦法作最有效的測試和治療。

更進一步地，在性傳染病診所的職員似乎比一些當地的醫生較少判斷個人的生活型態，他們能夠提供較好的諮詢和支援服務給測試人類免疫缺乏症病毒（ＨＩＶ）抗體陽性的人，他們被機密病歷嚴格管理的規則所限制。

醫生如何測試愛滋病

愛滋病的存在不容易診斷。這不是單一定義的測試，因為愛滋病包含超過二十種不同的意外感染和癌症。因此，必需要有一連串的程序來檢查人類免疫缺乏症病毒和抗體的跡象，如同特別的意外感染和癌症一樣，因為免疫系統一般的徵兆。

人類免疫缺乏症病毒的測試

雖然技術的困難和很少被廣泛的利用，它現在可能是利用血的樣本直接尋找和認定那一種人類免疫缺乏症病毒引起愛滋病。

人類免疫缺乏症病毒抗體的測試

更常見的，醫生會檢驗抗體，當人類免疫缺乏症病毒（HIV）侵入身體，免疫系統會產生特殊的抗體去攻擊它。這些抗體無限期的在血液中。人類免疫缺乏症病毒（HIV）抗體測試顯示無論如何，任何對疾病的抗體是存在的。假如它們是——一個陽性的結果——證明在某些方面這個人已被感染人類免疫缺乏症病毒，而且可能是易傳染性的。一些人被說成抗體陽性（antibody positive）。假如沒有抗體被偵測到——一個陰性的結果——通常意味這個人沒有被感染。

這些人被當作是抗體陰性（antibody negative）。無論如何，在感染日期和抗體明顯數量產生之間的延遲——稱為「視窗期」（window period）。正常的話有六個月之久。在這段期間，這個人可能被病毒感染，但是沒有證明顯示一個陰性的結果。

除此之外，在一些愛滋病個案的進展，人類免疫缺乏症病毒會衰退，而且變得很難去偵測。在這樣的環境下，也能夠記錄一個陰性測試結果。

伺機性癌症和感染的測試

＊一個活體檢視，是從有存在疾病如卡波西肉瘤和肺囊蟲性肺炎的皮膚或內部器官取出一小塊樣本。

＊一個病毒的文化包含血液、精液或尿液樣本的潛伏期，能以顯微鏡的檢查去檢試像巨

細胞病毒的病毒。

＊糞便的檢查通常決定梨形蟲和其他腸的感染。

＊血液的樣本可以直接看到感染因子，如新生囊球菌的存在，或間接因它們的抗體在貝爾病毒的個案中。

＊胸部X光可以偵測肺部感染的徵兆，如肺囊蟲性肺炎。

＊內腔鏡檢法是插入一條小的易彎曲的管子，進入胃腸系統的盡頭上面或下面，或支氣管的管子，去尋找內部卡波西肉瘤的徵候和感染，如支氣管炎。

＊腰椎穿刺是從脊柱抽取腦液的樣本，來分析中樞神經系統的感染，如毒漿體病和新生囊球菌。

＊抽吸法是從氣管或肺的深處抽出痰的樣本，然後詳細檢查巨細胞病毒或肺囊蟲性肺炎感染的蹤跡。

免疫缺乏的測試

＊白血球總數的檢查可以計算血液中白血球的數目。在完全操作的免疫系統，通常在血

液中每毫立有三千五百至一萬個細胞。少於三千五百個白血球細胞顯示可能感受到，存在的意外感染。

＊淋巴細胞總數的計算是類似的。淋巴細胞是白血球中主要組織T和B細胞特別的副組。一個健康的人淋巴細胞的組合總數超過一千五百是正常的。當數目低於一千時，是免疫機能故障的警告，而且容易受疾病的攻擊。每一個人都有伺機性的感染，半數的人有卡波西肉瘤，淋巴細胞的總數均少於一千。

＊在血液中所有抗體的五個種類層次的免疫測試的數量的方法。有愛滋病的人在層次上經常地提高，抗體的存在比正常的多，指出由人類免疫缺乏症病毒（ＨＩＶ）感染的可能性。

＊T細胞測試分析的數目和T協助細胞與T制止細胞的比率。基本上，T協助細胞是T制止細胞的兩倍，若有嚴重的人類免疫缺乏症病毒（ＨＩＶ）感染，無論如何，T協助細胞會大量的減少，結果T制止細胞變成主要的。在這個特殊的測試，T協助細胞層次的過低和T制止細胞數目實質上過多，指出人類免疫缺乏症病毒的可能存在。

＊一項皮膚過敏性的測試包括注射一種少量的、無害的、不活動的病毒或細菌到前臂的

皮膚來決定身體的反應。沒有反應表示免疫機能障礙的程度，經常發現在有意外感染和卡波西肉瘤的人身上。

這些測試的一些結果在一定的變數下，如飲食控制及太陽下的曝曬變動十分顯著，建議在測試之前，確定和你的醫生討論你的生活方式，假如需要，重複測試才能有正確的結果。

傳播人類免疫缺乏症病毒的途徑

人類免疫缺乏症病毒（HIV）經由攻擊血液中特別的團體來傷害免疫系統——T協助細胞。這種破壞行為，它首先進入血液中經由皮膚的破口，或眼睛、鼻子、嘴巴、腸胃系統、尿道、陰道和直腸的內部黏膜。

在身體的外面，人類免疫缺乏症病毒（HIV）會很快的死亡，它會被家庭中強烈的消毒劑和極端的熱與冷所殺死。病毒一旦進入血液中，它會快速的繁殖。最後，它會經由血液擴散到身體的各部份，包括皮膚組織、器官、糞便和其他身體的液體如肛門和陰道的分泌物，特別是精液——雖然病毒很難集中發現外部精液和血液的數量，因此其他身體的液體更成為一個途徑，讓病毒通過傳到另一個人。人類免疫缺乏症病毒（ＨＩＶ）主要的能力是摧毀在血液中的T協助細胞，其他各種不同的身體部位和液體，是不會因病毒的存在而直接受傷害，除非人類免疫缺乏症病毒（ＨＩＶ）經由腦部的感染，最後導致痴呆和衰老。其他身體的部位和液體，無論如何，病毒傳染給其他的各種程度和能力，它們能經由皮膚的破口或內部黏膜的直接接觸進入。

人類免疫缺乏症病毒（ＨＩＶ）傳播有效的規則是經由一般社會接觸的形式如握手，使用相同的電話或洗衣機，共用杯子或毛巾，或甚至接近有人類免疫缺乏症病毒（ＨＩＶ）的人，當他們咳嗽或打噴嚏的時候。

的確，從來沒有一個人類免疫缺乏症病毒（ＨＩＶ）經由噴嚏或任何其他每天社會性的接觸而傳播的記錄。甚至更多便利性：所有日常照顧愛滋病的醫生和健康照護工作者，沒有一個在他們日常工作的接觸中如醫生的問診，身體的檢查或共用的醫院設備中被傳染。只有少數的醫療人員經由感染的針頭，意外的刺到他們自己而接觸到病毒。假如人類免疫缺乏症病毒（ＨＩＶ）具有快速的傳染性，那麼大多數照顧愛滋病人的醫生和護士現在已經被傳染上了。實際上，沒有發生是證明病毒不是那麼容易傳染。

因此，病毒的擴散最初是親密的性行為接觸和血液的交換。

性的傳播

性接觸——同性的和異性的——是傳播人類免疫缺乏症病毒（HIV）最常見的方法。

性活動的各種不同形式，陰部的和肛門的性交是傳染最共通的模式，透過另一半是傳染最大的危險。因為精液的濃縮和流動是病毒比其他病毒量少，且靜態性的血液和其他存在陰部及直腸的液體還要好的運送者；因為陰部和直腸的黏膜很稀薄脆弱，比陰莖外強壯的皮膚更傾向於組織破裂。

因此，雖然傳播的過程轉變——從滲透到穿入另一半——能夠發生但有困難。它要求陰莖的皮膚破裂，能夠直接由血液傳染（包括經血），或其他傳染的液體，在陰部或直腸。女人和男同性戀者經由他們的伴侶陰部或肛門的插入，因而有傳染人類免疫缺乏症病毒（HIV）的最大危機。

比較兩種性交的模式，人類免疫缺乏症病毒（HIV）經由肛門的性行為多一點傳染的可能性。雖然少數組織的受傷——通常小的難以偵測——一般發生在同性和異性性交期間，直腸的黏膜較不強健，因此極微小的眼淚和裂縫成為主要對象。他也包含大量的細微表面血管，因為性行為的壓力和摩擦而破裂，有時經由排便的過度緊張會直接污染有感染血液的糞便。更進一步，直腸是被設計成吸收液體的。它的工作是身體內的消化系統。它可以有效的吸收帶有病毒的精液到組織的裂口，它比直腸的黏膜較強壯，也較少吸收。這使得病毒更為困難去侵害異性的（雖然在經血期，陰部性行為的危險變的更高）。

無論如何，一些醫生對這個觀點持不同意見。他們爭論在陰部和直腸黏膜沒有性質上的不同，兩者都有足夠多的孔任由人類免疫缺乏症病毒（HIV）傳播，並不需要任何黏膜表面上的破口才能發生。

其他性活動的形式包括體液的交換，如深吻和口交，只在較極端的情況下可能傳染人類免疫缺乏症病毒（HIV）——雖然這些性活動絕非重要的傳染管道。深吻和口交如同肛門和陰部性交一樣，幾乎是沒有危險。比較上，它們的危險性很低。這是因為病毒在唾液的濃度非常的小（它可能要暴露在二到三公升的唾液傳給人，才有極度的傳染危機），口交包括較少可能性的部黏膜傷害。危險性很小的接吻和口交，病毒可以藉由傳染的精液、陰部的分泌物、或血從牙床的受傷處，及經由嘴唇、舌頭、牙床或喉嚨的破傷或瘡進入血液。這樣的危險包括吞入病毒到腸胃的系統，可能性很低，幾乎可以確定的是胃的強酸可以殺死它們。

在口交，更小的可能性會讓傳染發生，假如陰莖受到牙齒嚴重的傷害，而經由傷口或流洩的牙床然後進入磨擦的傷處感染血。假如既不是伴侶在他們的皮膚或黏膜有任何的破洞，接吻或口交是十分安全的。所以相互的手淫成為焦點，假如人類免疫缺乏症病毒（HIV）污染精液或陰部分泌物，直接接觸受傷的皮膚或瘡而吸收進入血液，是唯一的傳染途徑。

血液的傳播

針孔（Needle punctures）是現在人類免疫缺乏症病毒（HIV）直接由血傳播最常見的方法，它是透過共用針和注射筒注射毒品到他們的靜脈。病毒也經由針的穿刺法、耳的穿洞或紋身針的使用來傳染。

輸血（Transfusions）在過去，生血是人類免疫缺乏症病毒（HIV）透過被感染的血、血漿或產血如因素八和因素九的輸血，從一個人傳給另一個人的主要途徑，因素八和因素九是有血友病的人在他們的血液中治療遺傳的缺乏之。現在，所有捐贈的血、熱治療血漿和因素八及九，血液供應的污染幾乎已經排除。

唯一人類免疫缺乏症病毒（HIV）傳染可能存在的途徑是經由輸血，一個不知情的病毒帶原者在被傳染後立即捐血的異常個案，但是在抗體產生之前——人類免疫缺乏症病毒（HIV）抗體的測試顯示陰性的結果，被污染的血因此證明能夠使用在輸血。

其他的傳播

母親給胎兒（Mother to foetus）被感染的母親可能傳染給在子宮的胎兒。有人類免疫缺乏症病毒（HIV）陽性的母親大約有四分之一在懷孕期間將病毒傳給她們的嬰兒。除此之外，新生兒有極少的危險從污染的母乳，被傳染人類免疫缺乏症病毒（HIV）。

移植手術（Transplants）在過去被感染的組織和器官移植手術易傳給受益者。無論如何，今天當所有的捐贈者都經過人類免疫缺乏症病毒（HIV）感染的篩檢，實際上是不可能發生的。

人工受精（Artificial insemination）同樣，雖然母親和胎兒事前已因此而被感染，在未來對所有精液捐贈者的人類免疫缺乏症病毒（HIV）的測試將可以消滅它。

誰處在危險中?

什麼樣的人有得到人類免疫缺乏症病毒(HIV)的危險,並且會發展成愛滋病,誰會去做這些引起病毒傳播的事。基本上,人類免疫缺乏症病毒(HIV)傳染的危機是人們體液的交換——特別是血液、陰部分泌物及精液。危險是來自什麼人會去做,而不是他們是誰。同性戀男性如果有安全的性行為就不會有危險。相反的,異性男性如果他們不保護性關係,不論是男人或女人,都有極大的潛在危險。

與其危險團體的思考,不如更適切的思考危險的行為。

同性戀和雙性的男性,特別是肛門性交的人,在大部份已發展國家的愛滋病個案中佔絕大多數。

相反的,在非洲和亞洲有百分之八十到九十是經由異性傳染人類免疫缺乏症病毒(HIV),從男人傳給女人和從女人傳給男人。人類免疫缺乏症病毒(HIV)傳播在全球的變化是流行於同性戀和異性戀,唯一的事實是病毒首先在非洲和亞洲的異性間發展,是人口地區最大的範圍；在西方，人類免疫缺乏症病毒（ＨＩＶ）最先出現在同性戀團體之間，有最大比率的性接觸，肛交，使同性戀男性更容易因傳染而受傷害，結果使病毒的擴散在同性戀比異性戀更快。

在過去的幾年，在西方異性間傳染愛滋病的數目穩定的增加。在北美及歐洲，經由異性間性行為而感染人類免疫缺乏症病毒的增加率，如今已超過了由男同性戀間之性行為所引起的感染。

血友病人有經由血液製劑而受感染的危險，有許多人在人類免疫缺乏症病毒（ＨＩＶ）的抗體測試是陽性。無論如何，在大多數國家，因素八和九的熱治療將預防未來血友病的人經由產血中發生任何的感染。

血液輸送的受血者和先前接受血液捐贈者、篩檢的血漿者得到愛滋病的危險很少。血液捐贈的測試是使人類免疫缺乏症病毒（ＨＩＶ）在未來經由輸血消滅病毒的擴散；在未來幾年因病毒的長期潛伏，可以使愛滋病的相關個案持續一個較少的輸血數目。

使用毒品者共用注射器，是某些亞洲國家人類免疫缺乏症病毒（ＨＩＶ）快速成長的主要原因。毒品靜脈注射在許多主要城市，已經被認定為人類免疫缺乏症病毒陽性的人越來越多，在泰國因注射毒品而感染人類免疫缺乏症病毒的人，從一九八七年的百分之一到一九九〇年的百分之四十。而至一九九〇年代，中國南部的省份中，也有類似的情況。

從事賣淫的男性和女性逐漸受影響。有許多人被診斷有人類免疫缺乏症病毒（HIV）。這些被傳染病毒的人，是從他們的客人透過性行為傳染，同時也因為許多娼妓也注射毒品。在亞洲娼妓間有人類免疫缺乏症病毒（HIV）的比率從百分之四十到八十。

因為雙親感染而出生的兒童，百分之二十五有人類免疫缺乏症病毒（HIV）的危險。如異性戀者被病毒傳染有多少人，就有多少新生兒天生就有人類免疫缺乏症病毒。預估，在一九九五年之前，全世界將至少有一百萬名感染到人類免疫缺乏症病毒的兒童。

危險團體的性伴侶對他們來說是危險的一群，而且是所有團體中是最具有潛在危險的團體。自一九七〇年代後期開始，他們包括與同性戀和雙性戀的男性、血友病者、輸血的接受者、來自中非的異性戀者、靜脈注射毒品者，或男娼女妓有性關係的人。的確，像這麼龐大的數字產生壓力，愛滋病已經擴散到其他一般人中的危險團體，向每一個未採取安全措施的人提出危險的警告。

這使得與愛滋病較無相關的特殊高危險團體，以高危險行為的觀點來思考它的傳播。你和誰有性關係並不重要，而是你如何有安全的性關係。

愛滋病的展望

愛滋病的確是一個嚴重且令人衰弱的疾病。而且它常使人致命。但它也是一個罕見和難以掌握的疾病。不像感冒或痲疹，它不是天生的。它只是在一定特殊的環境傳播：透過和一個帶有病毒的人親密的血液或性接觸，然後病毒經由皮膚或內部黏膜的破口進入血液。

因為一般人被傳染愛滋病的危險非常小。有許多人死於心臟病、癌症、呼吸感染、路上的意外，和糖尿病。因此，平均每人都有很高的機會會因吸煙、不小心駕駛、酗酒，或過胖和高糖飲食而殺害自己。

在最貧窮的國家中，有更多人是死於營養不良、痢疾及瘧疫，而非愛滋病，因此，有許多對愛滋病的恐慌及過激性是不理性的，相較於其他造成死亡的原因，它並不是最大的殺手，除非是政府不做些有效的預防措施。那麼它才會坐大。

對已被傳染人類免疫缺乏症病毒（ＨＩＶ）的人而言，未來展望的意義也很重要。根據一九八九年六月被診斷人類免疫缺乏症病毒的海倫（Helen）表示：

我以前是個護士，我知道有比人類免疫缺乏症病毒（HIV）更嚴重的疾病。雖然我有這個病毒，我健康良好而且希望多活幾年。我並沒有讓這個疾病縮短我生命中計劃要做的事……知道自己有人類免疫缺乏症病毒，讓我有機會對自己的生命做正向的改變，所以我不想死；有的人突然因車禍意外死亡，或被診斷末期癌症，他們沒有像我這樣的機會。

第二章

愛滋病的預防

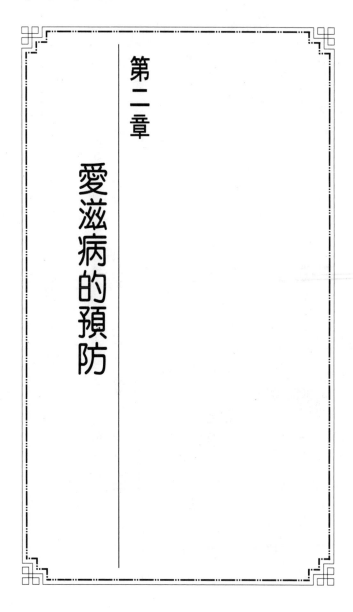

做人類免疫缺乏症病毒抗體的測試

自一九八五年開始，多數國家的性傳染病診所，做了人類免疫缺乏症病毒（HIV）抗體的測試的一般應用。這測試決定人類免疫缺乏症病毒抗體是否存在。陽性的結果指出抗體的存在，而且在過去的某些觀點顯示這個人已經感染上病毒，他們可能一直傳染。如果不是，會有任何預測值指出這個人最後不一定會發展成愛滋病。

現在抗體的測試十分可信。它的失敗率每三百個僅一個而已。一個失敗的陽性結果，錯誤指出抗體的存在，通常是沒有發現或沒有對陽性結果做第二的檢查修正，第二次或重複的測試是使用另一種方法。假如個案的個人歷史或症狀提醒醫生傳染的可能性，一個失敗的陰性結果錯誤記錄抗體的存在，可能沒有發現或直接修正病毒的測試。

當然，增加醫生與病人間的坦誠是很重要的。不僅是病人需要承諾忠實的自我揭露有關他們的性及毒品歷史，醫生也需要有安逸的感覺去詢問病人他們的生活方式，而且要以不具批判的態度去反應。

假如醫生發現有困難——一些宗教傾向的醫生應付愛滋病有一些問題——然後以率直和沒有道德的方式建議病人直接去一個專門的愛滋病或性傳染病診所，有醫療人員可以處理與愛滋病相關的事。

當一個人考慮是否做人類免疫缺乏症病毒（ＨＩＶ）抗體的測試的時候，也應該想到它的限制。例如，一個陽性的結果並不決定這個病毒仍然存在，或是已經被消滅。也不一定日後會發展成愛滋病。

人類免疫缺乏症病毒（ＨＩＶ）仍然是無藥可救的，一些人爭論測驗相當不得要領，因為沒有實際的效果和對測試陽性的人提供實際的治療。他們建議更有建設性的作法是對安全性關係施壓力，才是預防愛滋病擴散的重點，而不需要大量測試。的確，假如每個人都有安全的性行為，就不必在意誰是抗體陽性，誰是抗體陰性。

一旦事情發生爭論是沒有效的。當人類免疫缺乏症病毒（ＨＩＶ）不能被治療的時候，應該增加管理和控制。假如能夠早一點開始增加新的醫學治療範圍，便能延遲愛滋病的發展，和減少許多意外感染和癌症的效力。重要的是這些『早期介入』治療的成功性，是有人類免疫缺乏症病毒的人對他們的健康持續做醫學上監測的一種知識。最新的爭論較傾向做測試，並且期望對愛滋病人提供新的治療，使其變成慢性的疾病，像血友病和糖尿病一樣。然而，人們還是會考慮做測試時應該注意它其他的缺點。

陽性結果通常會讓人極端的焦慮和沮喪。因此他們會問自己下面的問題：我是否有能力處理陽性結果的精神創傷？

人類免疫缺乏症病毒（HIV）抗體測試的另一個缺點是，它可能誤用辨別的指標。例如，現在一些是抗體陽性的人被壽險、貸款和雇用的公司拒絕；還有其他的缺點如被公司解雇，從公寓趕出來，在街上被辱罵和攻擊，以及被他們的家庭、朋友和同事排斥。因為這些原因，任何一個有抗體陽性的人，會很小心考慮應該告訴誰測試的結果，因為偏見會使他們陷於壓力，更進一步破壞他們的免疫系統。

除了這些壞處，還有一些特別的情形是測試的好處和建議。他已經是志願捐贈血、精液和器官的人。身在危險中的男女要考慮避孕，免疫的隱藏包括懷孕的人，被傳染的母親發展成愛滋病的可能性增加，被傳染的雙親可能把病毒經由受胎、懷孕傳給下一代，最低的程度是在餵食母乳的期間。

人們只擔心被感染的可能性，是另一個團體可以從做測試和明白他們抗體的情況中得到好處。因為這些人知道事實寧願選擇焦慮，甚至生病，不知道的人在不確定的狀況下有時會容易發怒。在蘇珊（Susan）的經驗：

我做這個測試之前，我因害怕和猜疑可能有人類免疫缺乏症病毒（ＨＩＶ）陽性而痲痺自己。我忽略愛滋病而且試著疏忽整個事情。雖然得到陽性結果是一種精神創傷，我發現比惡夢和焦慮更容易且習慣去處理。現在我正視人類免疫缺乏症病毒，並且得到好的資訊和資源，我感到較不像以前那麼害怕。

測試對有存在關係個案中一個有陽性抗體的伴侶是值得做的，另一個人的情況就不得而知；在一個新關係的個案中，兩個人考慮彼此長期承諾的可能性。在這種情況下，測試對性行為是可以被考慮為有根據的決定。測試顯示一個伴侶是陰性，而另一個人是陽性，堅持安全的性方法，對陰性的伴侶是非常重要的。

超過這個特殊範圍的人，有很好的理由，如其他的危險也因被考慮做人類免疫缺乏症病毒（ＨＩＶ）抗體測試。基本上，疏忽從不是一件好事，通常它不是簡單的自我犧牲的表現。知識就是力量，測試的結果可以做有根據的決定，讓一個人可以控制及支配他們的未來。因此，一個人對抗體情形的完全了解，不僅可以引導他作智者的決定和行為，也會有更多的自信心。

當然，大部份的人對於測試的報告漠不關心。很多事它可以幫助『集中心力』鼓勵他們正面的第一次面對愛滋病的事情，並扮演一個觸媒的角色，使他們危險的性關係減少：測試陽性的人傾向於改變成安全的性關係，希望他們保持這種方式。

但是，或許做測試最重要的好處是，假如一個人知道他被傳染了病毒，具有建設性的是他們會減少病毒發展成愛滋病的機會。

一般監測他們的免疫系統並採取預防的醫療處置，來延遲意外感染和癌症的發病，他們也可以把自己照顧的更好。他們可以增進免疫系統的功能，並且透過思考、心理的想像，和營養的飲食、正常的睡眠和運動、有限的壓力、減少毒品及酗酒等健康的生活方式來重建自己的生理及心理，使它們有能力抵抗人類免疫缺乏症病毒（HIV）。當然，每一個人應該生活的更健康。

無論如何，假如他們知道他們是抗體陽性，而且面對生命威脅疾病的可能性，他們更可能在他們的生活方式做一些建設性的改變。

血液的保護

血液從一個人到另一個人的直接交換，是傳播人類免疫缺乏症病毒（ＨＩＶ）最準確而快速的途徑。因為這個原因，保護輸血的服務及接受者，下列有愛滋病危險團體的人建議不要捐贈血、精液和器官：

＊有許多位性伴侶的人、靜脈毒品注射者，及先前任何共用針筒注射的人。

透過醫療或牙醫的處置是沒有帶血傳染人類免疫缺乏症病毒（ＨＩＶ）的危險，設備是不是消過毒或是抛棄式的。無論如何，傳染危險的可能性是從穿耳洞、紋身和針灸——並不是所有的人都保持適當的衛生標準和針頭的消毒。應該在他們服務之前做這些衛生和消毒標準的要求和檢查。

目前靜脈注射毒品者是被關心的一群：注射毒品和交換針頭永遠是危險的。只有一種最安全的方式就是不要注射毒品。無論如何，這些持續靜脈注射的人可以經由下面的預防來減少人類免疫缺乏症病毒（HIV）和其他疾病的危險。

第一，有自己的注射器，只有自己使用千萬別讓任何一個人共用。

第二，在注射之前先洗淨及消毒皮膚。

第三，在每一次使用注射器之後用外科的消毒管袋清潔，並且將管袋封口直到下一次使用。

性的安全方法

不可抵抗的人類免疫缺乏症病毒（HIV）的傳染，將是性的傳播。因為愛滋的疫苗或治療缺乏，預防是唯一保護他們健康的方式。預防不是要求禁慾。這樣的選擇不是在愛滋病或禁慾之間。它是在愛滋病與更安全的性之間。安全的性行為包含許多性的方式，不被傳染病毒和避免從性傳染。

最重要的是堅持性活動，而不要讓血（包括經血）、精液、陰部或肛門的分泌物進入另一個人的身體。另一個小心不要犯的錯誤是，唾液的傳染也可避免，當口裡的牙床流血，瘡口或傷口。安全性行為和愛滋病預防的重點不在這個人有幾次性行為或他們有多少性伴侶，而是性行為的方式。假如他們有危險的性行為，他們可能從一次的性經驗而傳染上人類免疫缺乏症病毒（ＨＩＶ）。另一方面，假如有安全的性行為，他們可以和他們想要的任何伴侶有性行為，而不必擔心傳染的危險性。

安全的性活動應注意的事：

檢查身體並用防水的塑膠帶蓋住皮膚任何傷口。切傷、瘡口、擦傷或裂縫——特別在手或生殖器的部位——這可確定精液、陰部或肛門的分泌物不會經由受傷的皮膚進入。

修剪指甲要特別的預防，長或危險的指甲會引起小的刮傷和切傷，特別是在相互手淫和手指插入肛門或陰部的時候。它們也會刺破保險套。

在性活動之前，沖洗能夠使內部的手指潤滑和刺激陰道或肛門，因而減少得到傳染的機會。在肛交的個案中，沖洗可以去除多餘硬的糞便，因為它會使保險套破裂。這是一個建議，無論如何，不要和伴侶共用沖洗器，而且只使用柔軟的管嘴來保護直腸來自擦傷和眼淚脆弱的黏膜。即使是消毒過的沖洗器也不建議去破壞好的細胞如同壞的一樣。因為這個原因，假如沖洗器一定要使用，一星期最好不要超過三次，應該只使用白水。性交後在沖洗並沒有提供對抗人類免疫缺乏症病毒（HIV）的保護作用。

沒有插入的性，例如互相摩擦身體或自慰最安全。沒有插入，它幾乎不可能去交換體液。所以，如果不要把他們身體的一部份插入另一個人的身體，實在是沒有傳染的機會。插入的性，換句話說，永遠會涉入一些危險。在手指插入肛門或陰部的少數個案，假如手指是在自我插入和另一位伴侶插入之間，是很明顯的危險。因為交換插入可把具感染性的液體從一方身體傳到另一方，HIV無法通過健康完整的皮膚，只要皮膚上沒有傷口或發疹，則即使接觸到精液、血液或陰道及肛門的液體，也不會有危險。

有保險套的口交、肛交和性交是安全的。有保險套的安全性行為並不是使用油性的潤滑劑如凡士林、乳液、冷霜或嬰兒油。這些東西會引起保險套軟化和分解。唾液也不是好的潤滑劑。如果唾液夾雜了來自受傷的牙齦的血，它有可能傳染，它不夠平滑和滑潤，因此會起摩擦和緊張，使保險套破裂。最好是使用一種消毒的，水溶解的潤滑劑像KY膠（可在藥房買到）。塗一些在保險套時，留下一點備用，或在性交緊張時塗一點在尖端，當作一個儲存射出精液的地方。

在高潮之後，挺直會消失，當陰莖收縮時要握住保險套的開口和尾端，以便阻止它滑落。對於保險套有一句警告的話：研究上顯示百分之十的女人為了避孕要他們的伴侶戴上保險套，但卻在一年內懷孕。因此保險套不是安全性行為萬無一失的方法。它們會破或滑落。為了減少這些危險，建議檢查保險套的廠牌是品質可以信賴的。

很多人擔心保險套失效，應該堅持不插入的性行為或考慮同時使用殺精子藥也是一樣。殺精子藥包括nonxynol-9或相似的有毒成份能夠殺死愛滋病病毒。連同保險套一起使用的時候，但並不是因為它們本身，它們是在肛交和性交的時候提供額外安全的方法。一個要注意的事項：大部份的殺精子蟲藥是為性交特別設計的。它們的效果在敏感的肛門組織並不是很合適。同性戀的男性在使用這些產品時應該小心檢視它們的效果，並且在流血、發炎和刺激的時候應中斷使用。

和傳統的男性保險套一樣，一個為女性新的保險套可以利用。它的形狀像一個大氣球，可以放入陰道固定後用內環拉緊。如果男人拒絕為他們的安全性行為負責，女用保險套可以提供女人保護自己的方式，她們可以控制總比一點保護都沒有要好。

在口交，必需要小心不可用牙齒弄破保險套，使其變成沒有用的東西。不要把保險套當作美味的東西，最好的方法是塗一些像蜂蜜或果醬等在上面。

性行為之後洗澡，是最好的結束性行為方式。無論是什麼樣的活動，做完之後清洗，永遠被建議，因為糞便或身體的液體如精液和陰部分泌物都是性行為的結果，可能是感染的潛在來源。

很明顯的，因為大部份的人做這些改變去轉變成安全的性行為，是需要在性的生活方式做修改。包括放棄或修正人們所期望的性活動去做，但是他們通常習於享樂。它需要適應新的性表達方式，至少在開始減低熟悉度，可能減少滿意度。

安全的性行為對傳統的性行為是一種挑戰——同性戀和異性戀者——對每一個人性創造的挑戰。它隱含人們對性滿足天性的再度思考，而且意味如何去達到。

實際上，它是從理想中分離出來，從性的行為——插入式——是一種至高的和認同的方式，伴隨著想像和實行，許多同等的享受循線去滿足器官。

接受安全的性行為最主要的障礙是性的保守和傳統。我們的文化受困於插入式。堅持插入式性交的結論是它像『真正的性』——而且喜歡異性的性交！其他性表達的方式有歸屬於較低級的層次或極少的『事前的遊戲』和『預備性』等，最終的目標還是插入性器官，這是沒有生理和心理上的基礎，只是假設插入性交的優越。

的確，不只是插入對性和情緒的滿足並非重要的，隨著人工授精的到來不再需要生殖器！然而，插入式的心理狀態已經如此根深蒂固，大部份的人對插入式已經成為自動的假定，限制性的效果只有一個結束的可能性——性交。

安全性行為最大的優點在於它的不同，並且要求大家去思考為什麼他們要在床上。取代性的『老套』——重複和可預測性的常規，即沒有變化地插入器官結束——更安全的性包含談判、探討和實驗性。絕不會變成呆瓜和無聊，它有許多冒險和刺激。對許多人來說，它的結果在發現性衝動和肉慾層面新的和極大的快樂，平常通過滲透性的結合——衆多的動情區（特別是肚臍、耳朵、脖子、腳和乳頭的附近），各種不同刺激感覺的方法，最高的感覺力量是心理的專注和幻想。

因此，安全的性行為並不是放棄一些性活動的享受，他們可以用新的方式來取代，他們有自己的報酬式的欣喜，可以得到更多的樂趣。

在成功和享受的安全性行為，樂觀和練習或許是兩個最重要的因素。假如大家感到悲觀，並且認為更安全的性行為無聊和不滿足，最後它可能就是這樣。每一件事大家都期待結果的影響。一個負向的態度傾向於產生負向的經驗，一個正向的感覺就會產生更多正向的結果。安全的性行為包含學習新的性技術和技巧，多練習和忍耐是被要求的。任何新的、更安全的性行為極少在第一次就做對。它也需要去學習和改良。

假如人們親密的感覺無法滿足，並且對安全的性行為不舒服，更值得去注意什麼是我們在性享受時最需要的，並且是我們一生中不同時期的變化。什麼是使一個人興奮不可能和他早幾年喚起他們興奮的相同。首先，例如，一些人發現肛交和口交是一個完全不一樣的性行為，但是它現在是大家最喜歡的性活動。其他的事也一樣，因此安全的性行為是依靠個人的習慣和個人開放的心去克服新的性行為可能性。有了承諾，正如我們過去學習性的需要，所以我們不用學習，只要學新的。

如果只是因為習慣的驅使，這些性生活的改變對每一個去做的人並不是那麼容易。尤其對同性戀的男性特別的困難去調適。同性戀團體只是最近開始從兇暴的法定壓制國家中浮現出來，有許多同性戀的男性因此了解，不情願放棄任何他們最近才贏得的自由。對一些人來說，更安全性行為的限制使新權利的同性戀和清教徒有不快樂的回響。

無論如何，在愛滋病醫學治療的缺乏，它很難去明白同性戀或異性戀如何選擇真正的更安全性行為。可惜這種選擇是有限制的。有人類免疫缺乏症病毒（ＨＩＶ）的糞便。這種選擇不是在安全的性行為，也不是在危險的性行為之間。最後它的選擇是在生存和自殺之間。

在這個愛滋病的時代，危險的性行為——拒絕去保護自己及其他的人——是自我壓迫及自私的一種方式。

認識危險性行為的負向和自然的毀滅，是更安全性行為過程的部份和分配，如同一個正向的、救命的經驗。

或許安全的性行為是最好的促進方式，它可以鼓勵對性作進一步的討論。當然，更安全的性可以用非語言的工作，由身體去引導使伴侶危險性行為的身體脫離危險。但是在事前有開放和坦誠的閒聊，是最簡單和直接的方式避免任何混淆和錯誤，然後確定安全的性行為可以在平順及互相滿足的情況下進行。性期望的進一步討論也可以引起性愛，鬆弛緊張，再保證，建立信任及使雙方都有鬆懈的效果。

無論如何，有些人感到害羞和尷尬提起安全性行為的事。如果只有他們知道，大部份他們的伴侶也有同樣的抑制。某些人會採取這樣的冒險！如果他們帶有一點害羞胡亂摸索，沒有人會擔心。它可能十分懷念和喚起憐憫。畢竟，大部份的人真誠感謝比自我的信念多，這些應該要去關心。

在少數的個案中，安全的性行為的主張趨於被拒絕，但它可能是所有當中最好的。假如一個人不能尊重另一個人的意願，假如他們尊重自己如此的少，他們只有準備玩危險的遊戲，這樣的人無論他們如何吸引人都不值得關心！

有時候討論到安全的性行為是不需要人們長期的一部份排除性關係。假如性伴侶的雙方在避免和其他人性接觸，和其他人類免疫缺乏症病毒（HIV）危險的活動，如共用毒品注射的器具，三至六個月之後測試人類免疫缺乏症病毒（HIV）陰性，然而就可以十分假定他們沒有被感染。他們因此可以想要性交而不必害怕接觸或傳播病毒——使他們能維持性的接觸而不用彼此排斥。

爭執的一方說，人在排斥的關係會失去一些性自由的程度，因為安全性行為的拘束他們得到性愛和器官無阻礙的自由。在非性的層次，一個長期的伴侶也可以為另一個人提供情緒的支持和意外發展一種較深且更有意義的關係，它不是短暫的戀情和一次就結束的性經驗。

這些爭論有一些好的和有效的論點。無論如何，有一件事必需要注意的是，另外一種聲音，人們思考卻忽略在一夫一妻長期關係的內容中，免除安全性行為的預防：例如在伴侶之間決定要求一個高的信任和誠實的程度。如何確定每一個人他們的伴侶永遠是忠誠的呢?他們不能。甚至在婚姻關係，許多人還有戀情。

今天，沒有安全的性行為，這些戀情會有生命的威脅。因此，不可能去確定一個人的愛人或配偶的性忠誠，只能建議雙方在承諾的關係中去實踐安全的性行為。責罵或抱怨不休，是害怕愛人或配偶的不忠實，尤其是不安全的方式可能有人類免疫缺乏症病毒（ＨＩＶ）的危險。這種害怕或引起心理上的猜疑，對一個關係來說極端的危險。它的選擇，因此長期的伴侶會採取安全的性行為來避免焦慮，並增進他們相互安全的感覺。處理伴侶的戀情很困難，沒有足夠潛在致命的性傳播疾病的精神創傷。

當然一些人有『開放的關係』，他們同意依然承諾彼此的關係，他們也自由地與其他的人有戀情。這樣的關係仍舊完全的有效而且沒有危險，甚至在愛滋病的時代，雙方在彼此及和其他人都有安全的性行為。

有關安全性行為的另一方面，兩個人之間都有愛滋病。也建議這些人遵循安全性行為的指導。因為要考慮到人類免疫缺乏症病毒（ＨＩＶ）的突變性。傳染上新的病毒及透過危險的性活動有更多病毒毒性的變化，引起進一步的對免疫系統的傷害，促使先前隱伏的人類免疫乏症病毒傳染發展成愛滋病，或引起已存在的愛滋病使其惡化並且致命。這些觸動的效果會因性交傳染的疾病，諸如B型肝炎或疱疹而使免疫系統陷於壓力的情況，並促使HIV的複製更迅速。在兩個人被診斷出愛滋病的個案中，就是從一個伴侶傳給另一個人，使意外感染增加了生命威脅的危險。

最後結論有四個重要的因素使人們能夠改變到更安全的性行為。這些因素如下：

(1)人類免疫缺乏症病毒（HIV）是一個個人的威脅。
(2)是一個可預防的疾病。
(3)有選擇性滿足的安全方法。
(4)性生活方式的改變是可能的。

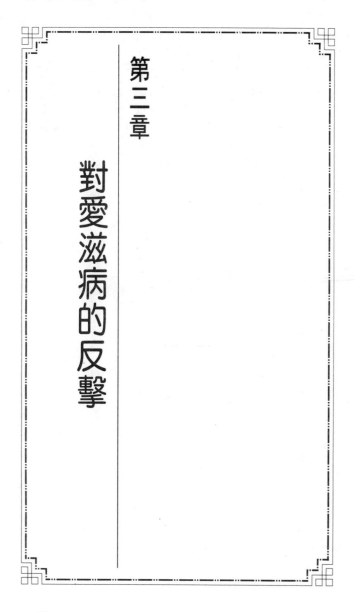

第三章

對愛滋病的反擊

對於診斷的處理

當一個人第一次被診斷出有人類免疫缺乏症病毒（HIV），最初的反應——有時候立即的而有時候是延遲的——是了解的一種震驚、焦慮和害怕。當診斷時一半期望明顯症狀的不存在，一旦疑心被證實仍然會嚇壞大部份的人。一個愛滋病的病人，約翰（John）描述他的醫生診斷出卡波西肉瘤的第一次反應：「恐慌、害怕。生命從此不同……毀滅……你有一個每個人都害怕的疾病……生命變成不確定的惡夢，一個無法逃避的惡夢。」

蘇珊（Susan）在被診斷出人類免疫缺乏症病毒（HIV）陽性時，也有類似的經驗：「對我來說，它像是死亡的宣判。我痲痺而且如此害怕。我不能為下星期作任何計畫。我變成一位疑病症患者，對每一件小事都擔心和偏執，我的健康怎麼回事。我每天早上第一個想到，每天晚上最後一個想到，有關人類免疫缺乏症病毒（HIV）抗體陽性。」

在一小段時間之後，診斷的初期震撼使衝突的感覺好像洪水一般湧來：不相信、生氣、沮喪、罪惡、自我可憐、絕望和認命。「它不是真的……為什麼是我？……我不想死……這不公平……如果我沒有……犯錯……生命不值得活下去……每一人都該下地獄……我可能就像崩潰和死掉一樣。」

所有的情緒反應是非常普通而且了解人類免疫缺乏症病毒（ＨＩＶ）感染的嚴重性。的確，有更多健康的意識和感情的表達勝於在內心抑制它們，而且拒絕去承認它們。無論如何，以長時期來看，負面的和自我塗污的情緒是非常有破壞性。因此，最重要的是發掘處理這些情緒的方法，疏導一個人的情緒能量到外在形式和建設性的方向。

處理一個有生命威脅的疾病是不容易的，但是確定一件事可以使其減少困難，使一個人能夠有更多的準備去克服人類免疫缺乏症病毒或愛滋病診斷的精神創傷：

＊找其他的人說話，表達和分享內心的感受，接受同情的話，能夠幫助紓解壓力和減少一個人孤立及沉重的感覺。常言道：「一個問題的分享是使問題減半。」

＊學習有關愛滋病的知識並了解它，才能增強自信的感覺，事情永遠是因為我們的不了解，不知道會發生什麼而出現更多的駭怕。

＊保持忙碌的活動是預防自我陷於深沉的內省和沮喪的有效方式，而且可以很容易的接

受，假如一個人沒有事做，則只能坐著發呆和擔心。

＊發現並且專注於正面的事，診斷的幫助給予人類免疫缺乏症病毒一個較負面且可怕的經驗。疾病可能包括的『利益』或『好處』如下：

——接受愛和注意。

——會有更親近的朋友，重建已疏遠的關係。

——允許有不工作的時間，減少個人的責任。

——起發動機重新評估個人的價值，重新整理順序和目標，並且重新認識個人的生命。

＊以不同的角度尋找你的麻煩，可以使一個問題少很多，且會有更多的耐心：

——想一些比你自己更壞的的事，如政治犯所遭受的痛苦或第三世界饑餓的兒童——想像他如何渡過的。

——把自己當作是一個陌生人，試著去接觸更多的事，並以不同的方向去理解自己的處境。

——把生命中這段精神創傷時期看作是暫時的和過渡性。

——想像自己十年以後回首看這些現在的困難，把它當作是過去的事。

＊擬一個行動計畫，讓心理和生理一起對抗愛滋病，在生命中完成新的目標，可以創造果斷和樂觀的意識來增強自己處事的能力。

＊參加當地愛滋病熱線的工作，可以幫助有相同處境的人，也是一個很好的貢獻去創造一個強烈的、聯合團體的反應來對抗愛滋病。

診斷的正面反應包含意識的介入和自我控制的主張超過個人的處境。他們的權利和能力的本性能夠克服無助和失望的感覺。就一般相反的觀念而言，有人類免疫缺乏症病毒（ＨＩＶ）感染和愛滋病的人是沒有權利和消極的被害者。他們並沒有設計他們自己『生病的角色』，或下定義他們被認定是一個『病人』。雖然被感染，他們仍舊可以作正向的選擇去抵抗疾病，並為完成快樂和積極的人生奮鬥。

根據蘇珊的說法，積極婦女支援團體（Positively Women Support group）是真正幫助她注意一些有關診斷的事情，並且和其他有人類免疫缺乏症病毒（ＨＩＶ）的婦女座談。她回憶說：

「它讓我心理的態度有很大轉變。」

「這樣的接觸和訊息使我對人類免疫缺乏症病毒的反應有很大的轉變。」

「我重新評估我生命中做過的事，我現在很好，更為成熟，一般而言更有能力處理生命。」

生存的意願

有生存的意願，可能是所有對抗和從一個有生命威脅的情況中，如愛滋病幸免於死的重要因素。沒有生存的意願，一個人在生病期間會忍受更多，他們的身心健康會快速的惡化，死亡則是確定的結果。相反的，決定生存可以(a)、改善個人生病期間的生活品質，(b)、增加生命的期限超過醫生的預測，(c)、有些個案開始復原，並且重獲健康和正常的生活。

事實上，一個人生存的意願在疾病的結果扮演重要的角色，美國癌症專家及『再度更好』（Getting Well Again）的共同作者卡爾•史蒙頓醫生（Dr Carl Simonton）已經有很好的考證。

他發現癌症病人在診斷之後，感覺沒有能力而且只有一點生存的動機，受了打擊之後很快地死亡。他們已經放棄了希望，辭去他們的工作，從接觸他人的社交退縮，很快的變成冷淡的、疲憊的且慢慢的生病。另一方面，這些癌症的病人抗拒生存，對抗所有醫學異數的統計，這個異數有很強烈的理由想要繼續生存，並且有一個堅定的信念能夠影響他們疾病的過程：「我不想死，直到我完成這個計畫，我陷入……他們在工作上太需要我……我的家人沒有我的收入根本無法付貸款……我要活下去慶祝我們關係的二十週年紀念……在我死之前，我必需修復我和母親之間的裂痕。」

有了這種高度的動機，這些病人會採取正向的步驟來增加他們生存的機會，像一般人一樣繼續過他們的日子，可能比他們能夠做的一樣長。

卡爾・史蒙頓醫生的發現也已經被英國癌症研究營的史提芬・奎爾醫生（Dr Steven Greer of the Cancer Research Campaign in the UK）所證實。在一九八六年，他的研究顯示百分之七十五的乳癌病人表現『精神的戰鬥』，在切除手術之後生存了五年，當時只有百分之三十的人表現『無助』和『冷靜的接受』，活到相同的時間過世。

愛滋病、癌症和其它危及生命的疾病有四個重大的因素使產生強烈和持續的生存意志力——正面的心理態度，自我尊敬的意識，生命的目標或目的，和參與一個對抗疾病的活動。

積極的心理態度

一個人的態度朝向愛滋病在疾病的過程有深遠的影響。復原的正向期望有益於改善健康，反之，一個負向的期望導致更多生理和心理的毀滅。這種『自我實現的預言』的產生是因為當人們期望某些事情發生，他們的行為方式會增加期望成真的可能性。例如，人類免疫缺乏症病毒（HIV），假如人們相信他們能夠與這個疾病戰鬥，他們就會重組他們生活以減少壓力，並且有更健康的生活方式。通常改善他們疾病的嚴重性，而且在這段時間有比較好的健康——因此要堅定一個人的原始信念和期望。

相反的，假如一個人感覺他們對人類免疫缺乏症病毒（HIV）的任何事都無能為力，他不管生活的緊張和雜亂，也完全忽略他們自己。這樣的結果使健康更惡化，只有使他們剛開始無望的感覺更堅定和加強。

海倫說：「不要對自己感到憂傷。」被診斷出人類免疫缺乏症病毒，她確信一個『正面的態度』是非常重要的。「有了正面的方向，一個人就會讓他們自己不生病。我發現我把自己的身體照顧的更好，使我感覺也很好。事實上，我承擔更多自我生命的控制，給自己樂觀的意識，反映出一個事實，我有很好的健康狀態……而且我繼續保持這個方式。」

依據阿肯色大學（University of Arkansas）理查•史密斯（Dr Richard Smith）的經驗期表示，期望的角色會影響免疫系統的功能。七個結核菌素陽性的病人預防接種有結核菌的在一隻手臂，另一隻手臂是不活動的物質。這些注射的經常重複，建立一個行為的情境，病人期望這隻手臂的反應永遠是陽性，另外一隻手臂的反應是陰性的。然而沒有病人知道，注射已經調換了手臂。結果在注射結核菌素的手臂明顯減少免疫的反應——平均直徑四公釐增大到十五公釐。因此，史密斯醫生認為病人的期望明顯的影響他們的免疫反應。

在類似的靜脈，加州崔畢斯空軍基地（Travis Air Force base）的史蒙頓醫生（Dr Simonton）在他的癌症病人研究中證實，對疾病的態度會影響發展的過程。他發現有正面態度的病人對治療有較好的反應，負面態度的病人有較差的反應。甚至更明顯的，他發現有正面態度且病情嚴重的病人，復原的比有負面態度較不嚴重的癌症病人好。這些發現已經被倫敦金氏學院醫院（Kings College Hospital in London）的乳癌病人研究證實。這些病人採取正面、樂觀並且抵抗他們的診斷，百分之四十五的人在十五年之後仍然活著，相比較之下只有百分之十七的反應是負面和宿命的。

這個證明建議雖然樂觀和建設性的心理方法不能保證復原，它的確可以延長生命的期限和增加生存的機率。

在愛滋病的個案——甚至比癌症還多——一個人面對壓倒性的負面態度和期望：「一旦有愛滋病就太遲了……沒有一個可以做任何事……愛滋病無法避免的結果是快速而痛苦的死亡。」這些觀點不是現實主義，卻是悲觀主義。他們看到愛滋病最不可相信的觀點，與所有科學的證據相反，否認任何一有希望病情預測的機會。負面的態度和期望是對事實和現實的否認。

採取一個正面的心理態度，包括開放個人的心靈，由行動的方式採取控制未來的可能性，協助忍受並且延長生存。寧把人類免疫缺乏症病毒（HIV）當作是個人無法改變的失敗和不能變更的死亡判決，正面反應則把人類免疫缺乏症病毒當作是個人有希望機率的挑戰。套用佛瑞德・阿史德（Fred Astaire）和金格・羅格斯（Ginger Rogers）的一句話，它的意思是承諾『把自己重新整理一遍，抖落身上的灰塵，讓一切重新開始』。

比爾（Bill），一個有愛滋病的人，描述一個正面的心理方法幫助他活下來，並使他有一個有價值的、享受的人生：

愛滋病不是個當然的死亡審判。但是來自統計的判斷和新聞媒體通常如何報導它們，一個有愛滋病的人因而感到無助、迷失，決意早點死。然而通常不是像這樣。不是每一個愛滋病人都有重大的疾病。很多人也生活的非常快樂，有生產性的，基本上是一個健康的生活。我是他們其中的一個。一年以前被診斷出來肺囊蟲肺炎（pneumocystis），接近一種致命的肺炎球菌性腦膜炎（cryptococcus meningitis），我現在大約談一談。就現實論我已經非常幸運，我的好運是透過非常好的健康照護，一個強大的支援系統和正面態度的結合……不論可怕的情境如何出現，縱使事實上仍無治療愛滋病的方法，還是必須要保持一個正面的態度。

對愛滋病挑戰、樂觀和重建反應的價值也能對羅格（Roger）提出擔保。他回憶透過一個較為健康的生活方式，『轉變逆境到一個善行』的結果，基本上重新評估他生命未來的前景：

我的情況穩定而且有改善。生理上，我每個月都會好一點。心理上，我每天都很好……我會變成一個很好的人，很好……現在我在自己的心理上感覺好多了，在生理上也感覺很好。

它不只是一個正面態度產生的情緒健康的意識，它對身體抵抗傳染的自然防衛也出現強烈的影響力。在一九八九年，加州大學立第亞，湯莫斯克醫生（Dr Lydia Temoshok of the University of California）的研究發現，一個有愛滋病的人是正面和堅定的態度，他的免疫系統功能要比煩惱的、負面的和放棄他們的命運要好。

自我尊敬的意識

對自身來說，有自我價值和信念的意識可以增強正面的心理態度和生存的意願。殘存是一種束縛，除非一個人能全心的確信他們值得活下去，除非他們對自己的能力也有信心去對抗人類免疫缺乏症病毒（HIV）。

這意味一個人必需要有意識去拒絕自我塗汚與自我毀滅的思考方式。相反的，需要認識愛自己的重要性。這並不是建議自負或自我中心，但只是為大多數人的現實考量，他們是有價值的，應值得照護的整體個人，應該有健康和快樂的生活。有這些強烈的自我形象和自我評價，一個人好像不會那麼辛苦去克服人類免疫缺乏症病毒（HIV）和繼續生存。

敍述一個朋友的戰鬥，克服愛滋病的經歷，克利斯多福・史賓斯（Christopher Spence）建議『自我憎恨和駁斥』是兩個對抗疾病最可怕的障礙。在我們的社會，因為同性癖好的偏見和歧視，同性戀男性在克服有關他們的性別的罪惡感，學習愛和尊敬他們自己有特別的困難。史賓斯認為自我接受的缺乏是一個重要的關鍵，使他的朋友法蘭克（Frank）因愛滋病而特別容易受傷害。

當他十六歲的時候，他的另一半（Mum）被殺，他從未自失去中真正復原。然而法蘭克總有一點想要自殺的念頭，和他的另一半再在一起。他的生命活得幾近殘忍，作為一個勞動階級的人，他從來沒有認同自己，或認為他的需要是重要的。作為一個男同性戀者，他不能接受他內在善良的現實，我相信這三個最主要的內心傷害，他失去另一半，勞動階級是一個無價值的自我形象和同性戀者，使法蘭克因愛滋病而如此易受傷害。不能夠在有力的方式下和疾病戰鬥。它好像一個人和他綁在背後的手對抗。一個緩慢的情緒，一方面他想要去死，另一方面他應該要死，很難有好的基礎去抵抗感染，處理有生命威脅疾病的恐怖。

史賓斯的結論：

法蘭克應該能夠很快的從他想要和應該死的感覺中解除和恢復，因為他的行為表現許多深刻自我汚蔑的方式，如貶低自尊、貶低期望和不能夠把自己放在任何階級的第一位，然而他的免疫系統可能已經等於抵抗感染的挑戰，他已經能夠決定專心一意過他想要的生活。

再和人類免疫缺乏症病毒（HIV）對抗，本身也會產生一種自我尊敬的意識，如蘇珊的發現：「我能夠處理生命威脅的疾病，像人類免疫缺乏症病毒（HIV）的事實，給我一種自傲的感覺。我能夠處理實在是一個很大的發現。我感到自己是一個很強的人，它給我自信，我現在幾乎能處理任何事情。」

生命的目的或目標

自我尊敬意識建立過程的一部份，就是要在生命中有一目標、價值和順序——這些事使生命有活下去的價值，給人自傲的感覺和想要活下去的理由。

像愛滋病這樣嚴重的疾病已提供喘息的空間，和延長時間去激勵工作。它也提供一個機會去重新考慮生命之外的需求，和一個規畫新目標和目的的動機。這個設定目標的過程和努力完成它們，都是一種有益的影響：

*肯定你生命的意願和你生存的期望。
*給你一個再度對抗人類免疫缺乏症病毒（ＨＩＶ）的動機。
*表現你對自己未來負責的自信。
*增強自我形象和自我尊敬，作一個有價值的人，且對生命有正面的貢獻。
*為你的精力建立一個有建設性的中心。
*為其他在相似情境的人作一個正面的例子。當目標是具體的、適度的和現實的之時，

當他們在工作、情緒、鬆弛和健康間得到平衡時，設定目標是最好的幫助。

工作取向的目標包括得到或改變工作，尋求晉升或加薪，換新屋或裝修公寓，開始一個計畫如學習攝影或一種音樂樂器，開始晚間的課程，或參加房客協會、青年俱樂部、社區團體、政治或慈善組織。參與組織如Amnesty International或綠色和平組織——是關心政治犯和環境污染的苦境——可以履行雙重角色，一是集中個人情緒的能量，另一種方式是對個人的遭遇有透澈的看法。最好的是為愛滋病的諮詢和支援團體工作，它能夠提供一個有益的活動，自然增加一個人對愛滋病的了解，在同樣的情境和其他的人分享自己的問題。

情緒取向的目標是需要重建疏離的關係，克服性別的罪惡感，獲得親近的家人和朋友或尋求長期關係的伴侶。加入愛滋病自我協助的團體也是有用。

鬆弛取向的目標可以包含選一個嗜好或旅行，做一個蒸氣浴和按摩，安排一部份的時間去看電影、閱讀和聽音樂。

健康取向的目標可以包括參與一項運動和戶外的工作，吃得更營養，正常的生活和練習安全的性活動。

威廉（William）描述這些設定目標和奮鬥目標的正面影響，一個愛滋病的病人脫離卡波西肉瘤和肺充血的險境，想要創造生命，完全復原，以活得比他的醫師所想像的還要更久。

在過去的六個月，我開始一個製造業的公司，生產我自己相片的公司。我在對此疾病有高意識的社區工作。我和家人、愛人及朋友更親近。我非常驕傲並感謝這些事。最重要的是我接受真正的自己，這最大的禮物。

雖然是一個人類免疫缺乏症病毒（HIV）的診斷，海倫給自己設定的目標是拿一個學位，甚至結婚並且要有小孩。她說：「我不想讓這個病毒限制我的希望，假如有人類免疫缺乏症病毒使我想要在我的生命中做一些更有意義的事……它給我新的事情去計畫。」

參與對抗疾病的活動

生病不是簡單的一件事情，外在的『偶然』對人都是負面的事情。人們通常以負面的態度、期望和行動；低度自我尊敬和自信；缺乏生命的目的與動機；罪惡、沮喪和壓力；不適當的飲食、鬆懈、睡眠和運動來面對生病的過程。在這些不同的方式中，人們已不知不覺傷害他們心理和生理對抗疾病的防衛。增加人類免疫缺乏症病毒（HIV）感染發展成愛滋病的可能性，減少一個人從愛滋病症候群、它的伺機性感染和癌症中抵抗和生存的機會。

無論如何，正如人們有時會分享形成疾病的過程，他們也會分享再度好轉的過程。健康的改善需要一個人在一個愛的生命和健康的肯定方向去扭轉他的信念和行爲。一個人內部心理和生理資源的動員在對抗疾病的戰場上更能增加身體的抵抗。參與恢復的過程也可以創造強烈的情緒，投資在克服疾病上。鼓勵一個人為良好的健康艱苦的去奮鬥，給他們控制的方法和掌握他們舒適、肯定和建立自信的未來。

阿諾・休斯薛尼克醫生（Dr Arnold Hutschnecker）在他重要的著作『生存的意願』（The Will to Live）一書中說：「對抗疾病不是醫生一個人的事。治療的過程必需是醫生與病人通力合作，在最完整的意識中一起工作。」

在英格蘭布里思妥癌症協助中心（the Bristol Cancer Help Centre in England）阿雷克・佛必斯醫生（Dr Alec Forbes）也有類似的觀點：「研究顯示，當一個人開始為他的疾病負起責任，再度肯定他擁有的生命，他會比負面的人有較好的生存率。」

在人類免疫缺乏病毒的個案中，給予醫學上的治療是無效的時候，個人自己對抗病毒的努力顯得特別重要。參與恢復的過程也可以提高士氣，當無可救藥的疾病發生時，能幫助緩和恐懼和無力的感覺。有了生存的意識——正面的態度、高度的自尊、生命的目標和參與對抗人類免疫缺乏症病毒（ＨＩＶ）的活動，不能保證生存，它可以直接且幾近永遠保證轉變勝算的機會，這個人可以生存久一點，且在他們持續的生命會有更多的活動和滿意的生活。

心理上與愛滋病的對抗

健康與疾病不是純粹生理上的狀態。它們也是心理和情緒的狀態，且影響整個人，不只是他們身體上的功能。在疾病的因果律中，這種心理、身體和情緒間的內部關係是已經被醫學專家透過精神性的身體症狀的疾病部份承認——疾病的起源或惡化是因為一個人心中的心理狀態。

心理的接受可以使這個人身體向生，並且它只是短暫的接受，也可以使他們再度好起。可以確定，假如負面的心理和情緒狀態在健康上有傷害的影響，然而正面的心理和情緒狀態會是一個有利的影響。

在研究一位癌症病人的個人歷史，卡爾·史蒙頓醫生發現在診斷的前六至八個月，幾乎所有的人都經過強烈的壓力、焦慮和沮喪，產生極端的無助、失望和『放棄』。這些破壞性的情緒反應，使這些病人因癌症更易受傷害，它的成長使他們沒有能力去對抗。

假如負面情緒能夠助長癌症的發展，史蒙頓醫生認為正面的情緒也可以克服它。根據他設計的四年研究一百五十九位，被診斷出無可救藥的且是惡性的癌症病人。之後訓練他們使用他們的心理和情緒透過鬆弛和心理想像力去克服癌症，史蒙頓醫生發現這些病人戲劇性地改善了他們的健康，延長他們生存的時間。四年結束之後，有九十六位病人逝世，但他們在診斷之後又平均多活了二十個月，百分之六十五比國內標準的十二個月還要長。六十三位病人活到研究結束，他們平均生存的時間是二十四個月——是正常的兩倍——最主要是在他們每天的生活中活動和生產，像癌症發作之前一樣。雖然六十三位生存的病人中有二十位長出新的腫瘤，其他的四十三位癌症病人較穩定、回復或完全消失。這些結果對末期癌症病人的團體來說是值得注意的。史蒙頓醫生確信：

「心理在疾病的感受性和從疾病復原上扮演非常重要的角色……正如一個人會變成精神

性的身體疾病一樣，所以一個人的疾病會轉移到其他的方向，變成精神與身體的健康。」

『心理超越物質』的力量不是新的觀念。它已經存在而且被證實了好幾個世紀。印度在火上行走的人能夠大步跨過燃燒的煤炭，他們的腳不會起水泡或是任何疼痛的感覺。直到十九世紀在歐洲為病人『放血』，是常見的和成功的治療方式；雖然缺乏認可的科學基礎，它的成功在於病人對它的效力完全的信任。澳洲的土著居民象徵的信念『尖銳骨頭』的儀式對一個人來說是具有強大的力量，超過部落的法律足以引起他們生病或死亡。在非洲，縱使巫師的藥劑有時無醫學上的用處，但人們相信它神奇的特性，在治療病痛上通常非常有效。

心理的具大力量超過身體，也可以由『安慰劑的效果』來證明。當醫生給病人無用的醫學處置，如一般的鈣片，但是告訴他們可以治療疾病，甚至這些治療沒有醫學上的任何好處。安慰劑的唯一價值是病人的信念使它工作，它是一個正面的期望，而且通常能成功的改善健康。哈佛大學（Harvard University）的享利・畢雪醫生（Dr Henry Beecher）和路易士・雷塞納醫生（Dr Louise Lasagna）在手術後的疼痛研究顯示：

有一些病人給嗎啡，其他的人給安慰劑。給嗎啡的人有百分之五十二的人能減少疼痛，給安慰劑的人則有百分之四十。因此安慰劑解除疼痛的效果幾乎和嗎啡一樣，似乎能夠肯定信念和期望是健康和生病的主要因素。

心理克服身體的影響也可由生理回饋的研究來證明，人可以自主的控制他們的心跳和其他生理上的反應，先前認為只有在神經系統的非自主控制。這項技術包括在皮膚上附上電極，然後監視身體的功能如心率。無論心率增加或減少，生理上的改變經由監視器上的聲音和光回到人身上。過一段時間之後，一個人學習一定的姿勢、呼吸或思考來影響心臟的功能，經由潛意識的重複，他們實際上是以意志來降低或提高它們的心率。

使用生理回饋的方法，病人已經可以修正身體的運作，包括高血壓、肌肉緊綳和不規則的心跳。這個方法明顯的證實，心理可以直接介入影響他的身體和他生理的功能，使它們更好或更壞。生理回饋的先驅者美國明寧格診所（Menninger Clinic）的艾利斯（Alyce）和艾默・格林（Elmer Green）辯稱，他們的技術檢驗超前兩倍「生理狀態每一次的改變伴隨著心理情緒狀態潛意識或非潛意識適當的改變；相反的，每一次心理情緒狀態潛意識或非潛意識的改變伴隨著生理上的改變」。另一位著名的生理回饋研究者芭芭拉・布朗（Dr. Barbara Brown）也有相似的結論：「研究生理回饋是第一個醫學試驗的指標，心理能夠減輕疾病如同創造疾病一樣。」

心理上再度對抗人類免疫缺乏症病毒，包括練習應用科學和醫學的知識，使用沉思的技術，心理的想像力和正面的心理加強來增強一個人生存的意志，他們的解決可以完成特殊的目的，因此改善他們的生理、心理和情緒的情況。

打坐

去除它與宗教的相關行爲和儀式，打坐是集中注意力非常簡單的過程。它既不是肯定的特殊理想和目標，也不是心理的鬆弛和心理平安及寧靜的現象。在肯定與鬆弛，思考在克服疾病上扮演重要的角色。

肯定的思考（如附錄2的綱要），包含在清晨朗誦和默想一首詩或文章，具體表達並且肯定一個人的生存意志——他們面向的態度和期望；他們的自尊和自信；他們的生命目標；他們承諾參與一項活動再度對抗人類免疫缺乏症病毒（ＨＩＶ）。它也包含一個人花費時間在心理上設定他們未來幾個月的具體目標——因此在每天的開始創造一個正面的精神結構。

肯定的思考是心理力量的前提，它建議：在自我完成的方向有正面的期望，產生正面的結果和創造自我允許及情緒強度的高揚意識。

心理的力量影響心理和生理的改變，可由下面的例子證明。當戲院放映阿拉伯的勞倫斯（Lawrence of Arabia）時，在中間休息時間，戲院的自助餐廳冰淇淋和冷飲的銷售大幅增加。戲院的溫度和外面的天氣並沒有改變，在這部片子中表現的是熱和乾燥的沙漠情景，對觀衆有非潛意識的影響，使他們感到口渴並且買一些涼的提神物品。肯定的思考是經由建立正面的心理思想、期望和目標來工作，影響一個人的行為和生理功能。

放鬆打坐的運作則不同。它主要的目的是減少一些暗中破壞生理抵抗疾病的壓力和焦慮。慢性的壓力和焦慮永遠對身體造成最大的傷害。醫學上一再的研究強調壓力和疾病之間的關係。華盛頓大學的湯瑪斯•侯門斯醫生（Dr Thomas Holmes of the University of Washington）在一項先驅的調查中，證明個人的危機如離婚、累贅和負債永遠是主要疾病發作的前導，有許多壓力經驗的，他們更容易生病。他的結論是在壓力的情境『處理對抗疾病的活動低，特別是當一個人處理的技巧是錯誤的』。每一個人被限於能量的數量，如果太多的能量處理壓力，『我們只有少數剩餘的能量去預防疾病，當生命太狂熱的時候，當嘗試失敗的時候，生病是不快樂的結果』。

在蒙特婁大學（Unversity of Montreal）漢斯・希利醫生（Dr Hans Selye）的研究建議，慢性焦慮的結果常導致賀爾蒙的不平衡，產生生理的改變，包括免疫系統的壓抑。這個發現稍晚已經被澳大利亞（Australian）的癌症專家艾英斯里・米瑞斯（Dr Ainslie Meares）所支持。他說壓力會增加可體松的產生，抑制身體免疫反應的效力。

從這些研究和衆多的醫學證明累計超過過去的二十年，因此看起來很合理的去假設壓力對所有的病都有影響，對人類免疫缺乏症病毒（HIV）感染的發展至愛滋病，和有生命威脅的伺機性感染及癌症來說，它可能是一種歸屬的因素。

這個觀點被加州大學的第亞・湯莫斯克醫生的研究所證實。她發現有愛滋病的人都有低層次的緊張、沮喪、生氣和疲倦，但對抗疾病的免疫系統細胞比因嚴重壓力、焦慮、不快樂、憤恨、疲勞而患病者更多。

在這些環境中，放鬆的打坐能幫助情緒來處理愛滋病，也能夠增強身體以對抗病毒。它既不是基於幻想也不是重複的心理練習。兩種方法經由歸納分心的理念、情緒和外在刺激，並且減少所有心理和生理的活動至愉悅和平靜的白日夢，或單純的打坐來達成鬆弛（如附錄3的綱要）。

打坐鬆弛的效果能夠改善壓抑免疫性癌症病人的健康，在阿英斯里·米瑞斯醫生，前精神病學家和『豐富內在』（The Wealth Within）的作者的文獻中已經出現。一九七九年一月在『開業醫師』（The Practitioner）一文中他說：

在過去的兩年半，十七位嚴重或是末期的癌症病人，先前的幾個月既沒有正統的醫學治療也沒有細胞病毒的藥或放射治療，在已經被治療的方向，只能繼續他們走下坡的過程。十位病人已經死亡，但是每一個個案他們生命的長度已遠超過有經驗腫瘤學家的預斷……一位女性病人的腹部類似滿期的懷孕——因部腹而擴散轉移——被預斷只有二至三個星期的時間。她維持思考的活動但只活了十二個月……一位二十五歲的男性中骨因骨性肉瘤切除，當他第一次看到我的時候，他已經是肺、骨盤和肋骨大塊性的第二期。他已經試過許多治療的方式，但是每天持續思考至少一個小時。現在，自我一次看到他到現在已兩年又三個月，在他肋骨旁的多骨塊狀像高爾夫球一樣大也完全消失，他的胸部X——光線顯示明顯的改善，他剛好啟程作一次海外旅行。

在一九八九年九月的文獻中，米瑞斯醫生肯定他思考治療的持續成功並引證下面兩個例子：

一位手術的女士被發現腫瘤已經從結腸癌細胞侵入肝和其他的器官，她被建議接受化學治療，並且只有幾個星期的生命。她練習我大概描述密集思考的方式，明顯減低癌細胞成長的速度。三年之後，當死亡到來的時候，她直視著我說：「這是我生命中最好的六個星期。」類似的，一位年輕的女士作乳房的活體檢視，但拒絕乳房切除術或化學治療。她現在練習密集思考的方式，兩年之後，她是一位團體心理治療學家，幫助癌症的病人。她告訴這些病人：「我很高興我得了癌症，它使我生命作了一些改變，而且變得更好。」

這兩位女士和其他病人的成功，米瑞斯的結論是思考能使他們『增加他處事的能力，使他們有能力去面對癌症而沒有壓力，結果他們的免疫系統能發揮最大的的效力』。

最近，在一九八五年十一月『內在醫學的檔案』（Archives of Internal Medicine）一文中，阿肯色大學理查•史密斯醫生提出證明『心理學的或行為學的過程和免疫系統間的直接關係』的證據，一個星期一次共九個星期，他為一位三十九歲的女病人注射帶狀疱疹的病毒。在開始的三個星期，她被要求產生一種正常免疫反應，她做到了，在第二個三星期內，她被要求阻礙身體的免疫反應。利用思考，她不僅實質上減少可看見皮膚上注射帶狀疱疹病毒位置發炎的地方，也改變她內部淋巴細胞的活動。在實驗的最後三個星期，這位女士被要求繼續正常的免疫反應。根據史密斯醫生表示：「這個研究的結果不能概括所有的人類；無論如何，或許其他的人有能力去改變他們的免疫反應或發展這麼做的能力。」

心理想像

心像——有時也是知名的導像或想像的治療——這項技術已經由德州達拉斯癌症諮詢和研究中心（the Cancer Counselling and Research Center in Dallas, Texas）的卡爾·史蒙頓醫生開始。心理力量的前提在增進心理和生理的功能，包含心中想像身體摧毀疾病並且再度健康。這不是自我蒙蔽或否認疾病的目的，但卻是一個希望和意志一再申述要好起來。使用心理想像可以使感情更為鬆弛，不再恐懼和害怕他們的疾病，並且以能力和自信來鼓舞他們在復原的過程中扮演一個活動的角色。

史蒙頓醫生最早期的一個心像經驗發生在一九七一年，一位六十一歲的先生有嚴重咽喉癌的進步情形。他難以吞嚥而且虛弱和消瘦，體重只有四十五公斤。雖然其他的專家只給他很少的生存機會，史蒙頓醫生決定教他心像。

第一，深呼吸並且放鬆肌肉。

第二，把他的癌症形成心理的圖像。

第三，想像放射治療殺死癌細胞。

第四，想像死亡的細胞流出體外。

出乎每一個人的意料之外包括史蒙頓醫生，病人每星期練習三次心像，兩個星期之後，他可以吃東西而體重也增加。兩個月之內，癌症完全消失。在最初的經驗，史蒙頓醫生的技術據說已使上百位『無可救藥』的癌症病人去擊敗他們的惡疾，並延長他們的生命。

當然，心像不只對癌症的病人發生作用。英國自然療法和骨病協會（British Naturopathic and Osteopathic Association）博士後研究的主任里昂•謝德（Leon Chaitow）表示，他成功的使用心像治療慢性少年的痤瘡。一群年輕人患有顏面損傷的團體對任何治療均有失敗的反應，使用心像之後他們的皮膚有戲劇性的改善。在停止心像之後他的痤瘡很快的又回來；當他們再繼續心像，發現他的皮膚再一次乾淨了。

心像的技術已經被許多有人類免疫缺乏症病毒（HIV）和愛滋病的人採用。大部份的人都能增強情緒和生理健康的意識。據安（Anne）說：「我發現想像的治療有很大的好處。它很容易做，使我的態度和健康有很大的不同。」麥克（Michael），以前因靜脈注射毒品而染上愛滋病，他述說：「心像技術幫助我改善身體的情況。它們也強化我的心理。我感到我又積極的對抗人類免疫缺乏症病毒（HIV），不願成為一個被動的病人，每一件事都依靠醫生。我感到我能控制一些在我身上發生的事，它增加我的經驗使我覺得更好。」

心像的成功最重要的是遵行下列準則：

*重複想像至少二次，最合適是一天三次，每一次至少十分鐘。
*開始心像之前要完全放鬆心理和生理，避免精神分散和緊張。
*想像細菌和疾病是一個沒有抵抗的敵人——微小、虛弱、混亂和容易摧毀。
*想像免疫系統防衛的細胞是一個強而有力的朋友——強壯、機警並有能力去消滅疾病。
*想像細菌和被殺死的細胞排出體外。
*想像身體受傷的部位復原，整個身體恢復到完全的健康。

人類免疫缺乏症病毒（HIV）有感染和愛滋病人的心像指導，陳述在附錄4。它可能也指出使用現實像細胞的想像是基於免疫系統的實際過程；或使用象徵性的想像，在幻想中克服人類免疫缺乏症病毒（ＨＩＶ），下面是兩個例子：

＊想像人類免疫缺乏症病毒（ＨＩＶ）是一個小漢堡，把身體免疫防衛者當作是一群又大又饑餓的狗，把它吞食。

＊想像T協助細胞是一群巨量、大群擁聚且快速繁殖的殺人蜂，龐大數目和強有力的刺能壓制任何的敵人。

心像的概念只是說明。非常重要的是每一個人的試驗以便發現那一種心像最適合他們。最有效的想像是基於從內心深處的潛意識讓心自由的漫遊，在腦中浮現『自然的』想像。這些想像反應一個人的內在經常壓抑，以及對愛滋病和他們對可能復原的態度。正面的態度和感情容易產生強烈和有力的想像力，而負面的態度和感情趨向於產生虛弱和無能力的想像。

無論如何的悲觀，但通常最好是意識到負面的態度和情感以及他們產生的負面想像，因為這樣能使他們去對抗和克服。

想像人類免疫缺乏症病毒（ＨＩＶ）的問題。假如一個人因人類免疫缺乏症病毒感染或愛滋病的診斷而受到精神創傷，他們的害怕和焦慮經常反映他們的想像。人類免疫缺乏症病毒的到來如同巨大的鼠或恐龍，所以似乎很困難以心理去消滅。克服這個問題的一個方式是想像這些像巨物的傢伙是膨脹起來的，想像用針去刺破它們，使它們消了氣並且皺成一堆。人類免疫缺乏症病毒從前全能的心像轉變成可憐無助。

在一個實際的想像個案中，這個問題可能是人類免疫缺乏症病毒（HIV）看來好像是被像鋼鐵般盔甲的外牆所包圍，使它們堅固並且無法滲透去摧毀。然而這個問題可以由想像酸或火溶化它們保護的障礙，因此暴露病毒易受傷害的弱點去破壞它們。

想像免疫防衛的問題。每一個人都缺乏自信，特別是反擊對抗人類免疫缺乏症病毒時，通常反應出他們身體防衛細胞的想像。有時候是微小而軟弱無能。無論如何，這個問題可以經由想像把自己縮成一支針頭的大小，使防衛細胞比較之下好像很巨大；或心理想像繁殖防衛細胞它們巨量的純體積能夠完全壓制人類免疫缺乏症病毒。

我的一位朋友，患有愛滋病的馬丁（Martin）設計了下列的心像：

我想像身著制服的人行軍進入我的身體。他們用鐮刀和網捕捉人類免疫缺乏症病毒（HIV），用矛和劍殺死它們。然後他們把死掉的人類免疫缺乏症病毒帶離我的身體，在火中焚燒它們。後來，他們用強力的水噴射澆洗我的內臟。我以想像身體的清潔、爽快和健康。

這個技術有什麼功效？根據馬丁的說法：「自從採用了這些技術，我明顯注意到在我生理和情緒健康的改善。它明確的幫助我改善生命的品質。」

積極的心理增強

從前有一個人決定以心理去反擊對抗人類免疫缺乏症病毒（ＨＩＶ），基本上它們以刺激包圍它們自己，這是正面刺激的承諾而不是暗中的破壞。美麗和靈感的影響能喚起快樂和內在的優點。醜陋和沮喪的影響則會有相反的效果。因為這個原因，最重要的是有愛滋病的人應該試著創造一個環境能反映和刺激他們決心和希望的精神。

重新佈置　正面心像的增強從家開始。當你的生活環境是黑暗、單調和骯髒，很難不會有負面和喪氣的感覺。無論如何，一點裝飾可以使拙劣的房子明亮起來，使它成為一個生活更愉快的地方。努力重新裝修你的房子也很重要，因為它象徵你承諾長時間的未來，和你繼續生存享受你努力的成果。

重新佈置並不需要大量的工作和花費：

＊用光亮或鮮明的顏色重新粉刷房子。

＊放兩盆室內植物和花在每一個房間。

＊掛些海報在牆上。選擇描繪自然美麗景物的海報，如花、蝴蝶或你自己刻繪想像的天堂——一個熱帶海灘、阿爾卑斯山的草地、鄉下的村莊或是沙漠的綠洲。

＊在房子一些顯著的地方掛上你最健康和最快樂時的相片。每天看看它，使你再回復從前心理和生理的健康。

＊在顯明的地方釘上自己心理想像的畫，每天提醒自己決心在心理上對抗人類免疫缺乏症病毒（HIV）。

音樂　成功的正面心理增強，每天只要花幾分鐘的時間，閉上眼睛安靜的坐著，聆聽振奮和鼓舞的音樂就可完成。每天的開始使你自己在樂觀和奮鬥的情緒。一些古典令人鼓舞的音樂包括普羅高菲夫的亞力山大諾夫斯基（Prokofiev's Alexander Nevsky）、韓德爾的彌賽亞（Handel's Messiah）比才的卡門（Bizet's Camen）、華格納的女武神的騎行（Wanger's Ride of the Valkyries）拉威爾的波麗露（Ravel's Bolero）、柴可夫斯基的一八一二（Tchaikovsky's 1812 Overture）、貝多芬的第九交響曲（Beethoven's 9th Symphony）和莫扎特的愛麗絲（Mozart's Arias）。選擇任何您認為能鼓舞和振奮人心的音樂。

影片　正面心理增強的另一個方法是電影。影片的主題可以著重在戰勝對手，對一個與愛滋病對抗的人來說有很大的鼓勵。例如火戰車（Chariots of Fire）和甘地（Gandhi）提供人類意志力和勇氣很好的模範。巴比倫（Papillon）是重新創造亨利・查瑞爾（Henri Charriere）從法國囚犯隔離區的惡魔島（Devil's Island）勇敢投奔自由，提示克服表面上難以克服困境的聰明和耐力。甚至還有更合適的，疾病的解剖學（Anatomy of an Illness）是美國星期六評論（the American Saturday Review）的編輯如何蔑視醫學專家，透過正面的思考，百萬粒的維他命C和每天一段放鬆的時間持續看很多舊的馬克斯兄弟（Marx Brothers）電影的整合戰勝『無法治癒』的骨頭疾病。

書　寫下的字是更進一步正面心理增強的來源。面對像愛滋病這種生命威脅的疾病，它通常會有很大的安慰和啟示，特別是閱讀他人成功地對抗所有不平的事，去了解他們如何處理艱苦和困難。例如貝多芬（Ludwig van Beethoven）海倫・凱勒（Helen Keller）、道格拉斯・貝德（Douglas Bader）和法蘭西斯・契斯特（Francis Chichester），每一個人都克服生活中的無力和挫折，並且完成偉大的工作。其它英勇努力的例子如下：

漢斯・漢格（Heinz Heger）洞悉三角的男人（The Men With the Pink Triangle）是描述一位澳洲同性戀者以鋼鐵般的意志使他在納粹（Nazi）綏宣浩森（Sachsenhausen）和佛森堡（Flossenburg）集中營渡過五年可怕和無理性的生活而生存下來。

馬丁・路德・金（Martin Luther King）的奔向自由（Stride Towards Freedom）記載經由蒙特哥瑪利公車的抵制，勇敢和尊嚴的挑戰，黑人民衆權利的運動為取消美國種族隔離而鋪路。

傑瑞德・迪克（Jerrard Tickell）的奧迪特（Odette）詳述戰時法國抵抗戰鬥機和盟軍的勇敢和不屈不撓，雖然被哥斯達普（the Gestapo）捕捉並施以酷刑，在質問下從不洩露任何事。

皮爾・保羅・瑞德（Piers Paul Read）的活著——安地斯山生還者的故事（Alive-The Story of the Andes Survivors）回憶一群飛機撞毀遇難者迷失在安地斯山無人居住且寒冷的荒地，他們從來沒有放棄希望，克服所有的困難艱辛的步行數百哩，越過似乎無法通過的地域，到達安全的地方。

里歐普德‧崔普（Leopold Trepper）的大陰謀（The Great Game）記載蘇俄間諜網著名紅色樂團（Red Orchestra）的勇敢和機智，在納粹佔領的國家秘密的工作，提供重要的情報給歐洲自由聯盟（the Allied liberation of Europe）。

利用思考的技術、心理想像和正面心理增強等心理反擊來對抗疾病，在癌症病人間已建立價值。撇開美國的卡爾史蒙頓醫生，在英國的自我協助團體癌症接觸和癌症協助中心的阿雷克‧佛必斯醫生使用這些治療的方法相當成功。在梅爾玻納的艾英斯理‧米瑞斯醫生也是如此。他的許多『末期』癌症病人，在其它醫生放棄他們視為『沒有希望』的個案許多年後，他們也漸漸正常，能工作和有價值的生活。

近來雖然他們的醫學同事經常提出懷疑，一些英國、澳洲和美國的醫生已經開始調整一些方法來幫助有愛滋病的人。阿諾‧林肯醫生（Dr Arnold Linken）是位花柳病和心理治療的醫生，在倫敦中性醫院（Middlesex Hospital in London）的性傳染疾病診所工作多年。自一九八五年二月，他開始教有人類免疫缺乏症病毒（HIV）感染和愛滋病的『正向自動催眠狀態』（positive auto-hypnosis）的技術。林肯醫生催眠病人，然後引導他們經過七個心理提示的步驟：

⑴他開始告訴病人，他們將經驗腹瀉、疲倦和流夜汗等等症狀後休養。

⑵他指導病人的潛意識必需影響身體，使免疫系統功能能再度發揮。

⑶他要求病人命令T協助細胞像野生的洋菇一樣，快速而大量的繁殖。

⑷他請求病人，心理想像他們自己如何克服他們所遭遇特殊的伺機性傳染或癌症，例如在卡波西肉瘤的個案中，他建議他們想像這種損傷逐漸平靜、洗淨、擦掉和刮掉，他們以自然的言語如『他媽的』和『滾到燃燒的地獄去』辱罵這個病害。

⑸他告訴病人，從他們的身體排除人類免疫缺乏症病毒（HIV），可透過戰場上的軍人摧毀病毒，或透過病人心理的拒絕和吼叫逐出體外。

⑹他促請病人去看他們自己美麗的地方，他們可以重建身體的健康和情緒上的快樂。

⑺他的結論是一再申述心理提示過程的每一個步驟。

其後，病人經由錄影帶的協助被教導自我催眠。

林肯醫生說這種正向自動催眠的技術能幫助病人感覺「情緒的增強而且處事的能力更好。他們不會感到如此的無助。它給他們更多正面的態度和改善自尊、健康和鬆弛的意識。他們的朋友和家庭也注意到他們的不同。」

任何醫學的鼓勵或指導都十分自主，其他有愛滋病的人也開始試驗這些選擇，用他們自己的進取精神做『心理反擊』的治療。雖然這些人有少數被記載在林肯醫生的病人中，最初的結果是具有鼓勵性的。幾乎每一個人都說在身心兩方面的感覺都很好，有更多活躍的生命，在一些個案中更顯現臨床復原的症狀。

馬丁是『心理勝過物質』治療最好的例證。因為在十八個月內他重複經歷好幾回的伺機性感染——疱疹、鵝口瘡、巨細胞病毒和一種幾乎致命的腦脊髓膜炎。醫生只給他數個月可活。在一九八五年初期，他決定活下去，於是開始練習思考和心像。他利用思考確認「每一天的每一個方法都使我更好」，心理想像穿著藍色軍服的軍人在他體內消滅人類免疫缺乏症病毒。他的醫生非常驚奇，馬丁的總白血球計數回復工常，他的總淋巴球計數增加剛好低於平均數，他的T協助細胞又開始繁殖。馬丁的體重從五十九公斤增加到六十八公斤，他感到如此『精力充沛和健康』，他重新開始整個生命，包括被雇用在有責任和需要的工作。在對抗所有的困境，馬丁多活了將近五年，在這段時間他只有兩回嚴重的疾病，和其他有愛滋病者的持續鼓勵。在他死之前，馬丁告訴我：

「我真的很高興得到額外幾年的生命。它們使我能重新評估我自己，整理自己的事情，並完成一些生命中的目標。雖然我最後還是要死，我覺得和人類免疫缺乏症病毒（HIV）的戰鬥是值得的。我給自己最有價值的幾年生命，我在其他方面從來沒有這樣。」

威廉使用相類似的技術從愛滋病相關的癌症和肺炎復原：「在醫學治療的幾個月後，追蹤治療幾個月和自我心靈上的工作幾個月，我自由了。我的愛人完全的支持，一種精神上的指引，一個靜坐的伴侶，一些思維的隱避處，來自好朋友的支持，還有好多工作在我內心讓我感到平安……我被給予好幾個月的健康和精力。

喬納森‧格利休（Jonathan Grimshaw）帶有愛滋病生存超過十年。在這段時間，他從來沒有任何一次嚴重的生病，他說：「事實上，我有CD4白血球高於一千的現象，我的醫生不相信我的免疫系統有如此好的狀況。」所以如何解釋他能持續良好的健康？他說：「心理學有很大的幫助。自尊是最主要的因素。做有價值的事使我自己感覺很好是主要的原因，所以我仍然很好。」幫助有愛滋病患者的自我協助團體的先驅，身體積極（Body Positive）的喬納森說：「假如你感覺你做的事很重要，然後非常能夠增強和持續。像我，工作是最好的治療和照護，對有愛滋病的我來說，在生命中是強有力的動機……我感覺到我可以貢獻一些有價值的東西去反擊愛滋病，使我感覺更好……我可確定自尊的意識幫助提高我心理和生理的能力去抵抗病毒。」

在美國，有兩位愛滋病的人因為極艱苦的完成反擊人類免疫缺乏症病毒（HIV）而幾乎變成傳說。湯姆・波克特（Tom Proctor）在一九八四年被診斷出愛滋病。取代的是『放棄和死亡』的反應，他決定採用思考和馬拉松的跑步。在一九八五年三藩市、西好萊塢和紐約馬拉松的競賽之後，他得到當地議會的褒獎，因為「偉大的勇氣和熱情……給予其他愛滋病者希望和目標。」湯姆歸因於他的新發現健康和有生命力的『好的心理態度』，並相信他有『生存的能力』。對於宿命論者流露出蔑視，他說：「很多人認為你一旦得了愛滋病，你將臥床不起而且死掉。但是你相信你仍然可以享受生命，而且能夠工作。」

在一九八三年的前半年，醫生告訴路易・南聖利（Louie Nasseney），他有人類免疫缺乏症病毒，並且引發癌症卡波西肉瘤。雖然使用藥物的干擾素治療幾個月，他的健康快速退化，愛滋病症狀因為他藥物治療的副作用開始轉成複合式。他持續腹瀉、高燒、頭痛、體重和頭髮流失、幻覺、陽萎、語言和視力障礙。

他回憶說：「我是絕對的醜陋。」在一九八四年初期，路易決定停止吃所有藥物，並開始利用思考的『行而上學治療』和心理想像來『振作身體、精神和心靈』的過程。他的心像如下：「我想像這個損傷好像是我腿上的一個鉛筆記號。相反的鉛筆記號會被擦掉。當我在晚上思考的時候，我把它從我的腿上擦掉。在它開始變平和消退之前它享有很好的六個月。」增加他用盡的T協助細胞群，路易想像它們是白色的小白兔：「小白兔喜歡繁殖，我需要我的T細胞做一些事情。睡覺的時候，我想像看到這些事情發生。當我睡覺的時候，免疫系統是它最強的時候。直到今天，我從未有過高的T細胞計數。」自然的，路易也開始有氧體操和體力訓練。在幾個月之內，他鍛鍊了強壯的、肌肉的體格。在一九八五年末期，他參加洛杉磯超人肌肉競賽，名列亞軍，對有愛滋病的某一個人來說真是令人驚訝的奇蹟！路易歸功當初的正面的、支持的和治癒的思想：

我的行而上學治療給我健康的意識，我確信它救了我。我也一定推薦這個治療給任何一個人，雖然沒有一個人能承諾它只為一個特殊的人工作。就我所知，它在我身上發作用。

當路易和湯姆逝世之後，毫無疑問，心理反擊對抗愛滋病給兩人相當長的生命空間，和一連串個人顯著的成就，結果是令人滿足的深刻感覺。在他死之前，路易總結他對抗愛滋病的感覺：

我生存的時間比我醫生曾經想像的要長，而且生活的很好，我感到我已經超過疾病贏得勝利。我做了很多事情，使我自已感到正面的自我。假如有一天我死了，有一些事情終究會發生在我們身上，我死時有成就和滿足的感覺，我死是以我最好的方式去結束。

在英國，金•威爾森（Jim Wilson）帶有愛滋病活了八年。雖然有八次感染肺囊蟲性肺炎（PCP），二次巨細胞病毒（CMV）和各一次的隱球菌腦膜炎（Crytococal meningitis）和梨形蟲病（giardia），他實實在在跳回來。金是怎麼做到的？他回憶說：「當我第一次診斷的時候，我完全喪失信心和絕望。」

之後，我被害怕征服，假如我死了，我會錯過生命中所有的事，那是我從來沒有要去規避做的事。我最先的目標是旅行和花更多的時間和我的女兒在一起。很快的我忙著工作進行我的目標，我已經沒時間去回顧和擔心愛滋病。我的態度徹底的改變。我覺得我自已應該決定儘可能讓我的生命正常化。我的目標變成去完成許多生命之外我想要做的事。疾病的壓力和未來的死亡被我所有興奮的活動中斷。我開始讓我的心理和生理更為強壯……在我的經驗裡，大多數有自信的愛滋病患者是能夠活的較久。沒有自我價值的人會死的很快。為德羅斯•

希金基金會（Terrence Higgins Trust）工作讓我得到更多的自尊。

我個人的提昇讓我了解我所做一些有意義的事和對他人的價值。沒有任何困擾，我把自己照顧的很好，專注減輕壓力和練習鬆弛的技術，如自體訓練（autogenic training）（一種思考的形式），身體的訊息和體香治療……我傾聽我身體的訴說，並且採用適當的方法找回我的健康。我有強烈的信念，盡可能的控制我身體上所發生的事情。我感覺自我控制對我的重要性。它可能是我生存最重要的心理因素。

增強身體的生理防衛

每天身體都會產生大約十萬個可能的癌細胞，絕大多數的人這些癌細胞是自然被免疫系統消滅，阻止它們失去控制似的繁殖而產生腫瘤。同樣地，每一個都會暴露在病毒之下，有一些剩餘的病毒存在，因為我們身體自然的防衛系統能夠保護我們對抗疾病。同樣地，少數百分比有B型肝炎的人最後變成肝硬化。因此，難免對這些有人類免疫缺乏症病毒（HIV）的個案感到驚訝，大約有百分之五十的人在感染的十年之內沒有發展成愛滋病，有些人甚至一直都沒有愛滋病。這可以說明一些免疫系統的情況，能夠有效的抵抗每一種疾病，從普通的到最令人害怕的疾病如癌症和愛滋病。

為什麼有些人能克服疾病，而有些人卻死於疾病？一般來說，容易受侵襲和感染的疾病似乎依身體的免疫情況有顯著的程度。在免疫系統最理想的功能，一個人自然有最好的機會去對抗所有的感染，包括人類免疫缺乏症病毒。另一方面，一個人的免疫系統受到傷害，最壞的是他們給愛滋病侵入的機會。

免疫的功能的損壞有許多不同的因素——不良的飲食、不正常的睡眠、缺乏運動、工作過度、壓力、沮喪、毒品和酗酒，經常被感染等等。這些免疫隱藏因素的累積效果，漸漸失去免疫系統的效用，減少抵抗疾病的能力。這個觀點已經引起華盛頓愛滋病研究者西爾•凱塞瑞斯醫生（Dr Cesar Casceres）強烈的爭論。

他建議人類免疫缺乏症病毒感染企圖在免疫系統已經受傷的人發展成愛滋病，他指出實際上被診斷出愛滋病的人中，免疫壓抑再去使用毒品的發生率比平均數要高。酗酒、菸草、大麻煙、罌粟、可卡因和所有快速壓制免疫系統，使其無法發揮正常的功能。

凱塞瑞斯醫生聲稱已被國家免疫學和呼吸醫學猶太人中心（National Jewish Center

for Immunology and Respiratory Medicine）的研究所支持，此項研究發現為大家所知的『罌粟』即戊烷基硝酸鹽會消弱人體對抗感染的能力。其他的研究者也強調在非洲和亞洲的愛滋病人有顯著數量在長期的醫學歷史中重複病毒的感染，如A和B型肝炎、瘧疾、痢疾、血吸蟲病、非洲睡眠病和鉤蟲。

更進一步，大多數有愛滋病的同性戀男性也有長期感染的醫學歷史，特別是性傳播疾病如淋病、梅毒、疱疹、尿道炎、直腸炎和阿米巴的專性寄生物。

這不是說先前的疾病或毒品的使用引起愛滋病。它們不是。無論如何，其他和免疫壓抑因素在一起的如壓力、工作過、沮喪、不良的飲食和經常晚睡，它們可能漸漸的暗中破壞免疫系統，因此觸發人類免疫缺乏症病毒感染，變成愛滋病。

一個人能夠做一些事來減少『觸發』愛滋病因素的數量，建立免疫系統而且避免破壞它。心理上對愛滋病的反擊是最理想免疫功能的一種方式。生理上增強身體是另外一種。首先是改變富有營養的、加強維生素的飲食；定時運動；減少壓力，包括完全的放鬆和充足的睡眠。

比爾（Bill），一個有愛滋病的人採用『健康生活』的制度，堅定這個信念：

看看我，你從來不知道我已經生病或我甚至有愛滋病。透過一個謹慎的飲食計畫，我現在的體重比以前增加許多，包括我以前被診斷的。我持續運動，每隔一天出外工作，比大多數健康的人做的多。我也全天工作，依生產的能力維持一個基本正常的工作量。

一份加強維生素的營養飲食

每一個人都會熟悉的說「你就是你所吃的」。醫生已經告訴我們很多年，維持好的健康可以避免疾病賴以生存，最好是營養均衡的飲食。

吃不好的食物會使免疫系統的營養缺乏，並且使其無法發揮功能。它也會引起疾病如心臟病和腸癌，和不健康的問題一樣，破壞身體營養的防衛，使它們沒有能力處理相繼而來的感染，如人類免疫缺乏症病毒（ＨＩＶ）。相反的，吃良好的食物可以增加和改變免疫系統，達到最好的狀態；因此使它能全心全意並以最大的潛力去攻擊疾病。

喬納森在一九八四年就和人類免疫缺乏症病毒（ＨＩＶ）一起生活，有一個健康的飲食勝過生理的健康。它也有情緒上的能力：「我感覺吃得好並且試著避免垃圾食物，」他說：

「心理學讓我知道吃對食物……我認為它在心理上幫助我。以好的飲食照顧我自己，給我一種感覺，我可以做一些正面的事情而且在我的控制……對有人類免疫缺乏症病毒（HIV）的人是很重要的。」

最重要的是為了適切的免疫功能，我們需要吃更營養和未加工的食物，如全穀粒及新鮮的水果和蔬菜等，沒有加工的過程和精煉，沒有腐劑和其他的添加物，也未經放射線處理或煮食。

許多醫生現在開始認同，不只是營養的飲食，更重要的是疾病的預防，但是它也在從疾病的復原過程中扮演一個重要的角色。

在『癌症和它的營養治療』（Cancer and Its Nutritional Therapies）一書中，理查・帕斯瓦特醫生（Dr Richard Passwater）建議對嚴重疾病的醫學治療是「死亡因沒有適當的營養」。他力勸人們「盡可能的吃沒有加工過的食物；清洗未加工的食物；避免食物過度污染，特別是添加色素的食物。」

新鮮的水果和蔬菜　這些食物含有最重要的高濃度維生素。煮食時會破壞一些好的食物，我們可以吃的一些未加工的食物如沙拉、水果和果汁，有比較高的營養是我們可以吸收的。當新鮮水果和蔬菜不夠時，建議寧願食用冷凍食物也不要吃包錫的或脫水的，因為冷凍的過程所引起維生素的分解比罐裝的或乾燥的食物少。假如蔬菜必需煮食，營養的流失會因白煮、低壓、蒸食或烘焙而減少。許多維生素是水溶解的，煮沸是烹調最容易分解的方法。無論如何，維生素的流失可以在煮食時用果汁、湯和肉汁來補償。有一些證明顯示鋁的破損會阻礙維生素的吸收。因為這個原因，鋁的煮鍋和烹調的用具應避免，改採用不銹鋼、塘瓷和耐熱玻璃用具。假如它們暴露在空氣和光線中，會有一些維生素會被破壞，大部份新鮮的食物需要儲存在不透氣的容器或包裝材料放在黑暗的食物櫥。

少食用肉類　甚至一般的保守醫學專家現在都認同高肉類的攝取對許多疾病是一個重要的歸因，並力勸人們少吃肉類。撇開肉類所含高飽和脂肪不談，現代密集農業的方法，動物被灌食荷爾蒙去刺激它們的成長率，以抗生素使它們免於感染。不可避免的，這些殘餘的荷爾蒙和抗生素在人們吃肉的時候被吸收，對身體的荷爾蒙和免疫系統有擾亂的效果。因此最好的方法是少吃肉，並從單純的食物鏈來源，如魚、果核、豌豆、豆、扁豆、蛋、起司、牛奶和花生醬來取得我們所需的蛋白質，和全麥麵包、米和麵糊是一樣的。

完整的食物　食物處理的過程和加工通常會拋棄和破壞一些營養。它也會添加色素、乳膠和防腐劑這些通常都是有害的。的確，有些添加物對健康來說是被禁止的，在其他的國家仍被一些英國的農夫和食物製造商廣泛的使用。

為了避免這些危險被身體吸收，使免疫系統免於壓力，能夠吸收最大的營養內容，建議盡可能的吃許多完整的食物，最好是有機體的生長沒有人工的肥料、殺蟲劑和除草劑。全麥麵包、米、麵糊和穀類——有機體生長未剝皮的水果和蔬菜，如胡蘿蔔和蘋果——遠比它們非自然和化學相對摻混的要健康。

少飲用咖啡、茶、酒精和其他的毒品 咖啡因是一種免疫抑制的藥物，存在於茶和咖啡當中。有些飲料和酒精合在一起，企圖傷害身體的免疫功能，它們的吸收經由轉變成低咖啡因的咖啡、沒有咖啡因的草茶、水果汁、牛奶冰淇淋、即溶牛奶和巧克力飲料，因此被少量保留。同樣的，肺炎是一種和愛滋病相關的普通伺機性肺部感染，它最重要是爲了保護肺的功能，去停止或大量的減少煙草的吸食。特別建議避免使用罌粟、可卡因和過速注射。除了虛弱的免疫功能之外，這些物質和酒精混在一起，使一個人的感覺遲頓，沒有能力作出明智的決定（特別是在性期間），當他們食用過量的時候往往會忽略照顧他們自己。

記住，『亢奮』是一種現象，經由自我傷害的人造酸如酒精和毒品來達成。它也可以自然的透過音樂、舞蹈、按摩、性和其他沒有化學物質的方式。

下列是營養均衡飲食的例子，非常容易做而且符合身體能量、蛋白質、纖維、維生素、礦物質和微量的元素：

早　餐

純柳橙汁

全麥奶和牛奶，混合果核和切成小丁的梨子、柳丁或香蕉

煮荷包蛋上面加磨碎的起司，

或全麥吐司加花生醬和蜂蜜

清草茶或低咖啡因的咖啡

午　餐

純胡蘿蔔汁

全麥麵包三明治：起司加黑色橄欖及綠胡椒，

肝臟調味料加番茄及水田芥；或煮蛋加鮪魚，

生菜和美奶滋

少量的起司加杏仁或腰果和蘋果、桃子的薄片

牛奶冰淇淋混合巧克力，香蕉或杏果

午　點

純蘿蔔根汁，

或香草蛋牛奶冰淇淋

混合的果核和葡萄乾，

全麥麵包三明治加上花生醬和糊狀的香蕉，核桃和棗

晚　餐

純葡萄汁

豌豆和甜玉米，或少量的包心菜和切片的乾無花果

磨碎的蘿蔔和烘烤的果核，或切成小丁的草菇和洋蔥

切片的黃瓜和芹菜莖再加起司調味料

全穀的米和紅豆加有調味料的雞丁

自然的優酪乳加鳳梨或大黃和壓碎的薑根

睡前點

巧克力加消化餅，或純葡萄汁和黑麥脆餅

一份易瞭解的食物營養表在附錄10。

有愛滋病的人明顯經驗體重的減輕是另一種飲食的問題。為了預防體重的流失，他們必需戲劇性的增加卡洛里和蛋白質的攝取。國際上認可建議的食物和營養攝取恰好可以維持健

康和體重：

＊一個男人體重六十五公斤適度的運動，所需飲食攝取三千——三千六百卡洛里和七十五——九十克的蛋白質。

＊一個女人體重五十五公斤適度的運動，所需飲食攝取二千二百——二千五百卡洛里和五十五——六十三克的蛋白質。

在一些有愛滋病的個案中，維持他們體重，皮膚組織和肌肉組成完整，男性的飲食攝取需要四千五百卡和一百一十克蛋白質，女性可能需要三千五百卡和八十克蛋白質。這些目標如果沒有塡充自己，感覺膨脹和超過消化系統的負載是很難達成。有幾種方法可以解決這個問題：

＊增加高卡洛里調味品、調味汁、食物上的裝飾在食物的上面——多種非飽和的瑪琳、醃汁、優酪乳、沙拉醬、小胡瓜、番茄醬、芥末、沙拉奶酪、花生醬、乾椰子和香粉調味料如花菜起司。

＊身體大部份的液體吸收來自高卡洛里的巧克力奶昔、熱巧克力、果汁、脫脂牛奶或一些包裝好的能量補給品如濃縮的食品。

＊在每餐飯間吃高卡洛里麥片點心，像巧克力、馬鈴薯片、小餅干和水果蛋糕。

＊試著以四小餐代替一天三大餐，並用口慢慢完全的咀嚼。

卡洛里為能量、活動和維持體重所需，蛋白質——建構生命的磚石和所有細胞的要素——是身體修復和成長最重要的成份，特別是在生病時候，有些物質受到壓力和傷害。蛋白質最密集的來源是黃豆、牛奶、乾酪起司、烘焙花生、大蝦、火雞、花生醬、紅豆、魚、雞、肝、醃肉、豬肉、小羊肉、蛋。

對有愛滋病的人應試著經由卡洛里和蛋白質的攝取來維持或恢復他們的體重，最重要的是不能吃太多讓體重過重。卡洛里和蛋白質的容量應只是增加至他們必需維持體重相對於一個人的身高。

在飲食中增加卡洛里和蛋白質的時候，也要注重充分的運動以便消耗額外的卡洛里和蛋白質，轉變成肌肉和皮膚組織勝於儲存變成脂肪。

有些人有下嚥困難的經驗，因為他們的味覺的改變或失去胃口，可以在他們的食物上加一點藥草或香料，並用針壓四隻手指來刺激他們的胃口，如附錄9的指示。

一些有愛滋病的人，會因牛奶或其他飲食引起乳糖的不相容。這些能引起或加劇腹瀉以及食物的吸收失調。黃豆奶是一種很好的代用品。

疾病治療所使用的營養補品有維生素和礦物質各種劑量的形式，在常規的醫學圈仍然有很高的未定數——甚至科學的證據的數量已指出它們的功效。許多科學家早就對維生素A和C有興趣了，以及礦物質的鋅和硒，當它們被試用在癌症病人身上，似乎至少提高一點免疫的能力。

諾貝爾獎得主（Nobel Prize winner）利納斯·鮑林博士（Dr Linus Pauling）為維生素C能明顯歸因於預防和治療許多疾病，包括普通的疾病和癌症，可以「支撐身體的自然保護機制」而爭論許多年。他的同事和『癌症和維生素C』（Cancer and Vitamin C）的共同作者依方·凱默倫博士（Dr Ewan Cameron）在蘇格蘭的里孟谷醫院（the Vale of Levan Hospital）的診所進行試驗，使用維生素C去治療末期的癌症病人。每隔十天給病人注射二十克的維生素C，口服的飲食十克，凱默倫博士發現所有的病人都有一般的改善，少數的個案有戲劇性的康復。

這些結果已經在一九七〇年代早期重複幾次的試驗再度證實，也已被美國的理查·帕斯瓦特醫生所支持。他以維生素C治療乳癌的病人存活六倍，比相對的控制組臂的病人存活五倍較長。

最近在日本的研究也指出維生素C的二十克靜脈注射能夠直接使一些病毒無法活動。

在一九八四年十一月『柳葉刀』（Lancet）這篇文章當中顯示維生素A對「細胞的增殖和分化的規則有深遠的影響，而且能抑制腫瘤的發展」。綜觀過去六年的科學研究，作者指出來自維生素A的樹脂餾油和它相關的樹脂狀，顯現各種不同壓制細胞暴露在化學的致癌性物質而惡性的轉變；改變細胞成長的因素；有時候抑制癌物質侵襲細胞的擴散；使癌細胞變成非惡性的。

這篇文章引證事實，低血樹脂餾油發現和肺癌發生率增加的結果相關。相對的，在二十項回溯研究顯示攝取維生素A、胡蘿蔔素在平均以上，比一般癌症發生率低。這個發現讓『柳葉刀』提出維生素A可以有效的預防癌的發展。無論如何，當它提及維生素A的治療價值時，『柳葉刀』表示較小的希望。

在追蹤評估診所使用各種不同的樹脂餾油之後，雖然樹脂餾油治療可以明顯的改善一些特殊的癌型態，但結論仍是回歸率十分的小。

例如，在雙盲隨機的實驗中，有表面膀胱乳頭狀瘤的病住院人給予口服的樹脂餾油處方，實際上再現的發生率比服用安慰劑的病人低。

理查・帕斯瓦特醫生和漢斯・尼泊醫生（Dr Hans Nieper）建議鋅藉由刺激新的T細胞的發展和增加它們的總數來幫助免疫系統的活動，特別是當它和維生素A結合的時候。

在一九八三年七月，『柳葉刀』報導一般攝取的硒是預防癌症的一個可能因素，一項美國調查發現吃缺乏硒飲食的人比有適當攝取硒飲食的人多六倍機會發展成癌症。

在英格蘭布里思妥癌症協助中心的阿雷克・佛必斯醫生為維生素的治療價值強烈辯護。除了未加工新鮮的食物之外，他為了加強身體的免疫還規定在純胡蘿蔔汁中補充維生素C和A，鋅、硒、鎂、人參、維生素D_2，維生素E和複合維生素B群。

下面是一個類似巨維生素治療的方法，莫瑞斯・伯克（Maurice Burke）克服一個現代醫學處理無法治療的癌症。在一九七六年，他的脖子開始不可思議的膨脹。兩年之後，困惑的醫生建議做活體檢視，勿為隨後經由外科手術去除蘋果大的癌的腫塊。之後，他接受化學治療和放射線治療。無論如何，治療引起另人驚駭的副作用，使他感覺比以前更壞，另他無法移動。更糟的是無法使腫瘤停止再生長。

對現代醫學失去所有的信心，並且面對可能即將來臨的死亡，伯克變得自暴自棄而選擇刊登在美國期刊『預防』（Prevention）傳統醫生的想法。在讀有關依方・凱默倫博士維生素C經驗的文章，他安排一位有憐憫心的醫生開每天二十克靜脈注射的處方。他回憶：「在剛開始的四天什麼事都沒發生，但到了第五天，當維生素C發生效用的時候，我感覺好多了。我的意思是我突然感到活著是多麼好。我沒有這種感覺已經好幾個月了。」

在九天之後，伯克因為一直在他的手臂上的血管重複靜脈注射產生負面的效果而中斷注射。他改以每天口服十六克。後來他讀到國家健康研究所（the National Institute of Health in Washington）有關多劑量維生素A在臨床上對癌症病人已產生有利結果的報告。所以他每天服用五萬單位的維生素A，其中一半來自魚油，另一半來自胡蘿蔔素。自然的，讀到有關礦物質的硒提高免疫效果，他從每天的飲食中增加三百微克的有機硒氨基酸。伯克開使感到越來越健康。

然而六週之後開始維生素C的治療，他的脖子突然腫得好大。伯克好像被毀壞一樣。結果癌細胞失去控制擴散開來，他心理上做了最壞的打算。出乎他的意料之外，三週之後他的腫瘤開始縮小。兩個月之內完全的消失，同時他能夠重新開始他的工作當一位國際工業設計師。後來醫學試驗證實伯克已沒有癌症的蹤跡。

有人類免疫缺乏症候群病毒的人可能因而考慮維生素C用大劑量，一天十～二十克，假如引起腹瀉，劑量可以減少。並且建議維生素C最好在飯後或點心後，以一杯牛奶服用。如果在空胃吸收，會因爲吸收過多而引起腸胃的不適。維生素C會消散在人體內鈣的含有量，牛奶能夠維持適當的鈣含量。

它也可以幫助大量的維生素C保持中性的酸度。對牛奶過敏的人可以經由增加鈣食物的攝取如豆、無花果、杏仁和沙丁魚來取代失去的鈣。維生素A非常高劑量時有毒，為了安全的理由，維生素A在藥片和食物的總攝取量一天應該低於十萬單位。

任何一個人決定嘗試維生素治療應該告知他們的醫生，以便在臨床實驗上有效的結果，很重要的，在使用大劑量的維生素時，醫師要注意是否有發生毒性或副作用的跡象，也要提醒注意因高劑量而無意間導致其他維生素及礦物質不足。所有以上所提的維生素和礦物質在藥房或健康食品店均有出售。

最後的可能有用的治療方法是Iscador，一篇醫藥摘要說明槲寄生已經被使用，有一些治療癌症的成功案例。在『細胞、人類有機體和癌症』（The Cell, The Human Organism and Cancer）中芮塔・雷柔依醫生（Dr Rita Leroi）指出Iscador已經顯示試驗的刺激胸腺並增加免疫系統的T細胞，增加T細胞的數量也增加粒性清除性細胞。現在，英格蘭布里思妥癌症協助中心的阿雷克・佛必斯醫生把Iscador注射當作是治療計畫的一部份。

充分的運動

規律運動的價值在於促進良好的健康，長久以來己被醫學肯定。一個強壯的身體比一個衰弱、疲憊的身體更有能力去抵抗感染。

這不僅應用在日常普通的疾病如傷風和感冒，健康也表現在抑制有生命威脅疾病如癌症的發作。美國哈佛公共衛生學院蘿斯・佛麗汐博士（Dr Rose Frisch of the Harvard school of Public Health）的研究也顯示規則運動的女性有較低乳癌及其他癌症的發生率。假如是一個強壯、健康的身體，就有能力去減少得癌症的危機，或許它也能幫助改善一個有人類免疫缺乏症候群人的生存機會。

運動顯而易見的好處是：

＊生理學上的，它能和氧的血，促進循環，透過汗腺排除體內的毒素，活動內部的器官

，並且經由釋放更多活動的白細胞到血液中以刺激免疫系統的功能。

＊心理學上的，它能鬆弛壓力和緊張，創造有生命力、健康和豐富的正面感覺。在挪威（Norway），由艾吉・馬丁森博士（Dr. Egil Martinsen）主導的研究證實，持續的運動能幫助緩和意志的消沉。

關於良好的健康，在附錄5計畫每天早晨為鍛鍊身體所有的主要肌肉而設計的事先練習計劃。除此之外，可能有一個不錯的主意，可以嘗試一星期一次的激烈運動，像牆上的回力球、網球、體操、柔道、體重訓練、足球、慢跑或有活力的迪士可舞蹈、游泳或騎腳踏車。有規則運動的人應該記住，在飲食中攝取適當的卡洛里和蛋白質是非常重要的，它們可以支撐肌肉組織並且取代運動中耗損的能量；在其他方面，他們可以減輕體重而且有疲倦和耗盡的感覺。

有愛滋病的人，雖然是嚴重的疾病，但仍需要活動，可以從柔和的運動開始，如下列所建議：

＊開始慢步去買東西或到朋友家。當你較為強健時，漸漸拉長走路的距離和增加走路的次數。

＊進展到休閒的騎腳踏車，走路時帶點慢跑，短期的游泳和一點迪士可舞蹈。

＊一旦你對這些運動感到舒服，可以進行事先練習指導的暖身。當你暖身開始不會感到過度疲勞，就可以做事先的練習。

對有愛滋病但臥不起的人，建議從下列的方法開始：

＊心理的想像——想像你自己在運動而且強壯和健康。

＊之後，嘗試床上的運動——舉起和放低手和腳；收縮和放鬆腳的肌肉；腳趾前後擺動；打開和握緊拳頭；轉動頭和脖子。

＊然後，當你感到更強壯一點時，在房間周圍散步並做一些運動，包括在你的頭上彎曲和抬高手臂。

＊完成這些運動，嘗試短距離的上下樓梯或重複坐下，和起立的動作。

正常的睡眠

睡眠的基本功能之一是要使心理和生理充滿活力。當我們睡覺的時候，我們的心理和身體也能夠休息和補充它們的能量，同時進行促進我們健康的運作：在腦部的程序是儲存白天所接收的訊息，免疫系統也能夠發揮它功能最大效用，因爲在我們非清醒的時刻，它受心理和生理的壓力較小。

因此，適當的睡眠是維持良好健康和克服疾病一部分的過程。沒有適當的睡眠，我們會感到疲勞、混亂、倦怠而且易患傷風、感冒和其他的感染。

一個人所需睡眠的總數，個人的差異很大。有些人需要每晚固定八小時，有的人只要六或七個小時。因此不可能去硬性規定，只建議每一個人要有足夠的睡眠，在早晨清醒之時感到鬆弛、有精神和準備好一天活動所需的能量。早晨起床之時感到疲倦、頭痛、緊張或不願離開床就是沒有適當或放鬆睡眠的徵兆，可能是壓力和情緒混亂的指示。面對這些警告的訊息，一個人的目標應該是較長而深的睡眠，或寧靜型態的睡眠。

就一般的指導方針來說，一個有人類免疫缺乏症候群的人，應該嘗試每晚八小時的睡眠。有愛滋病和人類免疫缺乏症候群相關的症候群（ARC）的人，也許需要增加一個午睡或黃昏時的小睡。最重要的是避免超過一個晚上不睡覺。晚睡的一晚應該接下來提早睡以補充失去的睡眠。

一個深沉而放鬆的睡眠要求下列的條件：

＊一張舒適溫暖的床，最好是硬的床墊和良好的睡姿。

＊一個黑暗而寧靜的房間。假如你的床是房子的一部份，而且是較吵雜的地方，或許你應該考慮移到較安靜的房間。

＊一個通風良好的睡房。在一個沒有新鮮空氣可以呼吸的小臥房，腦會因為缺氧而引起頭痛和暈眩（過熱的房間會產生相同的效果）。

＊一個心理和生理放鬆的狀態。焦慮和緊張會導致失眠和惡夢。這些問題可以經由睡前放鬆的技術來減輕——聽輕柔的音樂，做身體的按摩，洗一個溫水浴，做一些輕鬆的運動或放鬆靜坐，一杯熱飲料，性交或手淫。一旦在床上，假如你仍然很難入睡，嘗試放鬆思考的技術，用心想像自己在完全黑暗的空間，或想像一幅美麗和寧靜的情景。

減輕壓力

許多醫生現在能夠接受壓力在疾病開始時扮演重要的角色，放鬆壓力可以使疾病很快的復原。在焦慮和情緒混亂的時候，身體會釋放大量的荷爾蒙，對免疫效果有抑制的效果。意思是不再那麼容易控制大量的感染和惡性疾病。

在一九八五年七月二十日，『柳葉刀』發表最近臨床研究的一篇摘要，描述壓力、抑制免疫和後來的疾病發展的發生率之間有直接的相關。這些研究證明壓力能「改變宿主的免疫機制及選擇感染和疾病的過程」。因此誕生一種新的內在學術的科學，就是著名的『心理免疫學』（psycho-immunology）。一般來說，它的前提主張，壓力產生直接的心理改變，如增加皮質的類脂醇荷爾蒙分泌素能抑制免疫系統白血球的生產或活動，而白血球的功能正是尋找和摧毀感染。

『柳葉刀』在一九七七年開始刊登由澳洲新南威爾斯大學（University of New South Wales, Australia）巴特普博士（Dr. R. Bartrop）的研究。比較喪失親屬者和沒有喪失親屬的人，他發現喪失親屬的壓力使身體免疫系統的反應較差。最重要的是抑制白血球、T淋巴球的反應。在一九八三年，美國薛利佛博士的實驗，將醫院的住院病人和門診病人分成不同的種類，發現在嚴重沮喪和T淋巴球的不正常活動有明顯的相關。由薛克利（Shekelle,一九八一）進行的一項二千零二十位中年男性的十七年研究，發現這些人在研究的開始有沮喪的徵候，最後因癌症死亡的比率是實驗時沒有沮喪心理狀態者的兩倍。梅耶和麾爵帝（Meyer and Haggerty, 一九六二）檢視十六個美國家庭個案的病史，發現慢性壓力和增加鏈球菌的感染有相關。由凱斯（Kasl, 一九七九）做的軍校學員臨床觀察研究指出，這些人經驗緊張的學院壓力，比其他的人更容易感染淋巴腺熱。在『柳葉刀』的文章中貝克和貝理瓦頓（Baker and Brewerton, 一九八一）發現婦女在急性風濕性關節炎發作之前的幾個月都有壓力增加的週期性型態。

這些發現在最近的幾項研究中被證實。在一九八六年，曼徹斯特大學理工學院（Unversity of Manchester Institute of Science and Technology）的卡瑞•庫伯教授（Professor Cary Cooper）完成一項篩檢二千一百六十三位婦女乳癌的四年研究。他發現乳癌的發展，壓力的經驗和個人沒有處理的能力之間在統計上有明確關聯。相同的，在南斯拉夫一個小鎮對一千人研究十年之後，可羅梭斯•馬萃克醫生（Dr R. Grossarth-Matricek）得到相同的結論：在生命中的精神創傷會引起慢性無助的感覺，強烈預測一個人得癌症的可能性。這並不是說壓力引起癌症，或任何其他的疾病，但是它會壓抑免疫系統，因此讓疾病有發展的機會。

許多個案有顯著的醫學證明，壓力和許多不同的疾病有關係，似乎可以合理的去假設它可是使人類免疫缺乏症候群感染進展至愛滋病，和有生命威脅的伺機性感染及癌症的一個因素。

的確，在一九八九年德州大學（Unversity of Texas）的凱爾·顧德金醫生（Dr Karl Goodkin）確定減輕壓力是人類免疫缺乏症候群延遲發展成愛滋病徵候的一個重要因素。

在英國，凱·可曼尼醫生（Dr Kai Kermani）是一位開業醫師（Essex GP），已經訓練有人類免疫缺乏症候群和愛滋病的人應用放鬆靜坐的方式來減輕他們的壓力程度。他說他有愛滋病的病人使用這個方法，生存時間是國內平均生存期的兩倍，而且有較好的生活品質，包括長期良好的健康。

可曼尼說：「這些方法可以幫助身體內在自我規則和自我治療的過程，選擇更有效的荷爾蒙和化學釋放以增強免疫功能。它們減少壓力，使人感到生理和情緒更強健，給他們自信和生存的意願。」

金，一位有長期愛滋病的人，發現思考的方式在幫助放鬆『非常有效』。他說：「和大麻及佛教在一起，我發現放鬆靜坐幫助緩和壓力，使我能更適當的處理焦慮和壓力。它改善的不僅是我的健康，也是我全部生活的品質。」

假如你處於愛滋病的危機中，可以採取一些步驟來減輕你的壓力程度。這可以做到的是(a)避免挑起焦慮的情境，(b)調整你自己，不要負擔太多的責任，(c)表現你的情緒，不要把它們隱藏在內心，(d)克服現在和過去的情緒創傷，如憤恨、失落、罪惡感和拒絕等產生壓力的感覺，(e)向諮商員或同樣也有人類免疫缺乏症候群或愛滋病的伴侶尋求情緒上的支持，(f)練習心理和生理放鬆的技術。

減輕壓力首先要認識焦慮的警告訊號：

壓力的身體徵候包括頭痛、腹瀉、流汗、消化不良、失眠、脖子和背部緊繃、增加的心跳和呼吸、咬指甲、眼睛疲勞、皮膚發疹、顫抖作嘔、緊握雙手、沒有胃口、吃的過多、瞎搞頭髮和衣服，舔和咬嘴唇，增加噪音的敏感，觸摸明亮的燈光。

壓力的心理徵候包括緊張、擔心、沮喪、壞脾氣、健忘、優柔寡斷、易怒、悶悶不樂、沒有耐心、迷惑、睡不著和缺乏注意力。

這些徵候的兩項或更多的存在，通常是壓力和症狀的指標，為了你健康的緣故，你必須採取行動來減輕緊張和焦慮。羅傑（Roger），一個有愛滋病的人提到實質改善他的情況，在他生命中一旦採取正向的行為去減輕壓力：

我必須改變我對壓力的態度。壓力不是某些東西必須緊隨大城市或做生意的生活。壓力是做太多，沒有計畫和拼命使自己忙碌且你不認為的結果。壓力來自不能處理事情的成熟和理性態度……最重要的使我自己周圍的人避免壓力，不會產生壓力……我學習必須計畫每天下午小睡一會，為了一天其餘的時間有好的能量。我必須調整步調，不要負太多的責任或太多的義務。我的健康才是最重要的事情。

有許多不同和非常令人愉快的方式可以幫助減輕壓力，學習解開和放鬆：

＊**深呼吸**（Deep breathing）做一個使自己平靜而只需兩分鐘非常簡單的長、慢和深的呼吸。你幾乎可以在任何地方、任何時間如火車上，排隊等候之時，會議上或工作時間做深呼吸。見附錄5。

＊**放鬆的靜坐**（Relaxation meditation）這個技術在附錄3，是一個極佳創造心理平靜和安寧的感覺。它也間接幫助鬆弛生理焦慮的徵候，如『蝴蝶』和跳動。

＊**放鬆的運動**（Relaxation exercises）壓力經常產生肌肉緊綳，易引起頭痛。在附錄

6中柔和運動是設計去解開過度緊張的肌肉，產生身體放鬆的感覺。

＊**體能訓練**（Work-out）一個活力的生理運動，在附錄5有詳細的說明，能幫助驅散焦慮和焦慮旺盛的能量。它離開身體後會感到疲倦而且準備好休息。

＊**身體按摩**（Body massage）身體放鬆最享受和官能最好的方法是按摩。附錄8給予基本按摩術的指導，能鬆弛肌肉的緊張，而且保證晚上有艮好的睡眠。

＊**土耳其浴或蒸氣浴**（Turkish Bath or Saune）許多人發現一星期一次的土耳其浴或蒸氣浴是驅散和藉流汗排出體內廢物最有效的方法，特別當它和身體按摩及游泳一起做時。

＊**針壓止血法**（Acupressure）這個方法是基於古代中國針灸方法的原則，可以放鬆和治療較小病痛。根據這些原則，有十二種能量的經脈穿透全身。當這些傷害、壓力、痛楚和疾病發生之時，運用身體上的穴——通常環繞在神經或神經接合點——痛楚就會緩和及減輕並回復健康。針壓止血法使用和針灸相同的經脈和穴。但是，應用手指和拇指來代替針，如附錄9所指示。雖然針壓止血法毫無疑問有醫學上的好處，它們仍然不被科學所了解。無論如何，最近一些研究給這些方法提供科學的基礎。例如，針壓止血法刺激身體的某部份，能釋放止痛的嗎啡縮氨酸類的長鏈，經由腦垂體產生和嗎啡減緩疼痛相似的效果。

*反射論（Reflexology）與針灸和針壓止血法的理論相關，反射論是基於能量通道垂直貫穿全身最後至腳結束的假設，全身的每一個器官和肌肉都與神經網路相連成為腳特殊的一部分。換句話說，從一個人的腳反射連結身體其他部位的反射。因此，拇指指壓腳部的特殊定點，腳部的特殊定點被刺激後會有反應。這種刺激具有改善身體功能和促進鬆弛的效果。雖然極少的科學可以證明反射論的理論，在應用層次，它確實有引導的能力，增強身體放鬆的狀態。這個反射論放鬆的方法包括拇指指壓按摩腳部所有的地方，以小循環的動作移動趾頭，用雙手摩擦直至生熱，用腳踝旋轉，在手掌間用力擠壓腳，向外拉長腳趾，在腳趾之間向下壓。

*氣功（Qi Gong）另外一種與針灸相關的治療是氣功自我按摩，在附錄7有幾個描述詳細的例子。氣功已有三千年的歷史，它可應用在克服疲倦並幫助產生振作精神和充沛活力的感覺。

*瑜伽（Yoga）瑜伽包含數種不同心理和生理的訓練。瑜伽對身體有獨特的方法。有鑑於體力訓練包含肌肉收縮，但瑜伽是基於肌肉的擴張。它是透過緩慢、嚴格控制和協調的動作來完成。它們的目的是應用一些特定的姿勢即是著名的『體位法』（asanas）。例如

手交錯法（Mudra），你必須直立盤坐在地板上，用你的手交錯抱住胸前，深呼吸。然後呼出並且緩緩伸展肌肉，像整個身體打哈欠一樣，產生一種放鬆、彈性和柔軟的感覺。

＊**音樂（Music）**柔和的音樂是一種非常寧靜的放鬆方法。有一些能產生放鬆的古典音樂包括：貝多芬（Beethoven）的月光奏鳴曲（Moonlight Sonata）、韓德爾（Handel）的水上（Water Music）、巴哈（Bach）的G弦之歌（Air for the G String），威爾第（Verdi）的飲酒歌（La Traviata）的序曲、拉威爾（Ravel）的死公主的孔雀舞（Pavane Pour Une Infante Defunte）。

笑（Laughter）或許是所有『醫學』中最被低估的一種。笑是一種最簡單和最有效的放鬆治療。一個人的心情在快樂沒有壓力的情形下，笑實際上可以增進免疫系統的功能。它也可以促進臉部肌肉的運動，腹部及它內部按摩的效果，幫助刺激腺體和消化的活動。有人類免疫缺乏症病毒（HIV）感染，或愛滋病的人假如他每天從報上的卡通片、笑話書、喜劇片、錄音、收音機的節目或電視連續劇中至少笑半小時，將會因此發現它能支持他們的精神和身體健康。大部份當地的圖書館都會播放一些從電視上錄下來的喜劇。也有很多喜劇片的明星像伍迪艾倫（Woody Allen）、彼德謝勒（Peter Sellers）和約翰克理斯（John

Cleese）；加上古典的，如馬克斯兄弟（the Marx Brothers）、勞萊與哈台（Laurel and Hardy）、查理卓別林（Charlie Chaplin）等。

＊**陽光**（Sunlight）每一人都知道如何放鬆及平靜的坐在溫暖的陽光下。太陽的光線也是維生素D的主要來源。能幫助增加血液中亞磷、鈣和鐵的產生，而這些東西對免疫系統非常有用。

人類免疫缺乏症病毒和愛滋病的自我協助團體

人類免疫缺乏症病毒的感染和愛滋病的診斷通常會使人陷於一種孤立的情境。有時候會因罪惡、後悔和沒有價值的感覺而自我欺騙，並且相信沒有人會適切的去了解這種情緒的精神創傷和生理上所遭遇的痛苦。孤立是社會公衆對愛滋病一種莫名的害怕和歇斯底里而產生的。

這可能是是被家人、工作上的同事全然的拒絕，或是一種微妙和沉默的逃避，和家人、同事保持距離或失去直接的聯絡。假如一個人的人類免疫缺乏症病毒情況為衆所周知，可能會遭受鄰居、當地的商店和醫院人員殘忍的歧視和排斥。

在所有的案例中，孤立的結果只會使士氣低落和自我毀滅，產生寂寞並且對自己設防，尤其是社會接觸和情緒上的支持最為重要。

克服孤立和獲得情緒救援是反擊愛滋病最受爭議的因素，少數的人單獨面對嚴重的疾病，沒有理由期望每一個人都這麼做。需要支持是沒有害羞和方法。甚至在最好的時刻，我們也須要他人情緒上的支持。在愛滋病的案例中，所需要的比一般人更多。如果一個人有一個支持他的愛人或家庭，他們可能滿足於他們情緒上的需要和接受足夠的鼓勵去對抗人類免疫缺乏症病毒。

無論如何，一些沒有愛人或被家人拒絕的人，因為他們是同性戀或靜脈注射毒品者，要獲得適當的情緒支持與疾病奮鬥有更多的困難。特別是這些人，他們必須去發現一些可以獲得同情、瞭解、鼓勵和支持的方法。

使情緒緩和及克服孤立的方法，是透過愛滋病和自我協助團的網路，這些團體在過去幾年如雨後春筍般湧現，這些組織提供一些方式，讓愛滋病的人可以認識其他有相同困境的人，分享他們的感覺和問題。

這些組織也有其價值，因為許多人發現它可以讓他們更容易開始反擊對抗愛滋病，對他們的生活型態做根本的改變是必須的，假如他們有這樣的支持和鼓勵，或是有相同情境的人作伴。這種憐憫和相互積極的支持，每一個人給他人就好像給自己加了補藥，特別是沒有伴侶的人。假如這種支持能發展成更密切的關係是最好不過。

感染人類免疫缺乏症病毒而沒有伴侶的人更不應該關閉心靈，應盡可能建立一種酬報的關係。的確，對許多人來說可能是他們情緒和生理的救助。

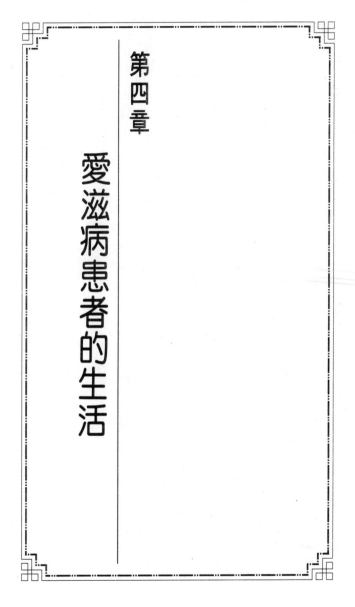

第四章

愛滋病患者的生活

自我照護和家庭衛生

很多人在被告之人類免疫缺乏症病毒的診斷或得到愛滋病，都採取宿命的態度，放棄所有的希望，並且停止去打擾任何人或任何事。他們開始不注重自己的外表，還讓自己的住處變得雜亂無章和混亂。一旦這些人讓他們自己變得像這個樣子，他們很快地就會陷於一種漠不關心和自我忽視的情境。事實上，這是一個致命的錯誤，只會使心理、生理迅速的墮落。

一個人的生存是靠尊嚴和自尊的意識來維持。儘管生病也要盡力努力照顧自己和家庭。也就是說要努力去維持一個迷人的外表和令人愉快的環境。對有愛滋病的人來說是非常困難。然而，它對一個人自我價值感覺的重要性，他們至少會盡力嘗試去做。

一個被診斷出人類免疫缺乏症病毒感染的人不能停止安全的生活或拜訪。記住，人類免疫缺乏症病毒實際上是很脆弱的。它不能在人類身體外長期的生存，它容易被家中一些常用的漂白劑、熱水和強烈的消毒劑所殺死。避免在家中傳染給其他的人，因此新的生活規則必須學習，新的事前預防也要注意。它們在剛開始的時候會有一點麻煩。無論如何，它們能保護你的健康和一些與他們生活在一起，照顧他們的人的健康，然而這只是基本的「做」與「不做」值得去努力。個人和家庭衛生的維持不只是健康，它也有心理效果的好處，使你有好的感覺，而且使爲你焦慮的朋友安心，讓他們能和你在一起的時候感到快樂。

身體的照護

＊有許多微機體聚積在皮膚上。有一些很可能會引起感染。因此最重要的是每天的洗澡或沐浴，使用肥皂並清洗身體，以去除任何細菌和污垢。

＊假如你使用灌腸劑或灌洗器，一家要保管好，不要借給他人使用，可再使用的一組灌洗器通常在每次使用之後用熱的肥皂水沖洗。

＊牙床非常敏感而且容易被牙刷、牙線和牙籤所傷害。使用的時候應輕柔，預防病毒的傳染，絕對不要與他人共用。軟牙刷是最安全的。假如你的嘴內有傷口，可以用棉花棒清潔牙齒以減少受傷及痛苦。好的牙齒照護可以促進健康並減少伺機性感染的機會。

＊手指甲和腳趾甲是藏匿細菌的地方，最好的方法是把它們剪短，每天用指甲刷刷它們。

*任何在身體的疼痛、割傷和搔癢應該用防水的貼膏藥蓋住，直到它們被治癒。
*使用過的衛生紙、止血棉和繃帶最安全的處理是丟入洗手間。
*不要共用剃鬍刀、因為它們會引起小的割傷，會被血塊污染。為了減少被割傷的危險，最好以電動刮鬍刀來代替。
*在上完洗手間之後，最好是用指甲刷與熱肥皂水洗手。
*溢出的血液、嘔吐物、陰道分泌物、精液或糞便在你的身上，或在其它人的身上，你應該：

——用衛生紙擦拭，然後將衛生紙沖入馬桶；
——清洗被沾污皮膚的地方，最好用強烈的殺毒和殺菌肥皂；
——以一比十的漂白稀釋劑擦拭地板和其他被污染的家用物的表面。

假如你需要幫忙清洗溢出的身體液體，其他的人若有破裂的皮膚則應該穿戴家用的塑膠手套，以免病毒經由傷口或擦傷的皮膚滲透到血液裡。
*為了保護你的身體，洗手間、洗澡間、淋浴和洗臉盆應該每星期用一份的漂白劑和十份的水混合清潔兩次。如此可以殺死大部份的細菌，包括人類免疫缺乏症病毒。

廚房的清理

＊在準備食物和吃東西之前應用熱的泡沫水洗手。假如在你的手上有任何刮傷或割傷，除了用防水的貼膏藥蓋住，在煮食的時候可能還要額外的注意戴上一雙塑膠手套，但是不要用擦拭體液的同一雙！

＊擦洗所有食物時用菜瓜布，並充分沖洗過。

＊確定所有的肉類和魚類都煮熟，任何剩餘的食物要保存在冰箱，在三天之內不要再熱和食用。

＊避免食用未低溫消毒的牛奶，以及用未消毒之牛奶所做的食品。

＊保持麵包盒、蔬菜架和冰箱的清潔，經常去除發霉、走味的食物，用熱泡沫水混合十份的漂白劑清洗存放的地方。

＊如果免疫系統已受ＨＩＶ感染而嚴重變弱時，建議不要生飲自來水，如果水有受到細菌污染，例如Cryptosporidium，它可會使免疫力不佳的人產生很傷害體力的腹瀉，若要絕對安全，可裝置濾膜孔徑小於五個微米（microns）的濾水器，飲用深水井的泉水，或是將

自來水煮開二十分鐘。

＊用餐完畢，清洗所有的碗碟和器具時使用清潔劑和足夠需要戴手套的熱水。

＊不要用廚房使用的清潔抹布拿到浴室或洗手間用。要把它們分開。

＊不要把清潔地板或洗手間及浴室的水用到廚房，食物和洗碗的水都須分開。

洗衣的清理

＊基本上，用洗衣機上的熱水清洗衣服最安全。

＊衣服或被單已經染上身體體液的髒污應煮沸，或依照產品上標籤所建議的稀釋度浸泡。無論如何，這不是重要的，簡單一點的方法是在熱水洗後用熨斗燙衣服，可能有同樣的效果。對於精緻的棉織物不適於煮沸漂白或過熱的燙衣服。

寵物的清理

＊寵物有時候會攜帶伺機性的感染如毒漿體病，應由獸醫做完全的檢查是否有任何潛在的傳染病。

＊當清潔動物的液體、居住的地方、水族館或鳥籠，一定要戴手套。

＊貓和鳥的食盤，至少一個星期一次用一比十的稀釋漂白劑清洗，丟棄它們窩中的剩餘食物。

＊因為寄生蟲和其他的感染是經由生肉傳染，最好的方式是餵食寵物已煮熟的肉類。

＊寵物是室內的動物就不要讓它和室外的動物接觸，以免有傳染疾病的危險。

＊假如你遵循下列的指示，就可保證寵物的安全。不要恐慌並且丟棄它們。特別是如果你生活孤單，有一隻寵物可以是作伴、情緒舒緩和放鬆的來源。在老人和因病家居不外出的研究中顯示，被領養和中風的一隻貓似乎可以減少壓力，並且產生平靜與安寧的感覺，對生理和情緒上的健康有益處。

維持兩性之間的關係

許多人在面對像愛滋病這種生命威脅疾病，無論何時都需要較強烈的情緒表達、親密、溫暖和溫柔，再保證他們仍能愛和希望。在愛滋病危險期間若能維持或建立關係，可以成為治療過程的中樞；提供情緒的支持，增強自我價值，促使內部心理的堅強。相反的，已存在的關係突然的削減，可能會造成精神創傷、自我懷疑和壓力，使一個人更難在心理和生理上去應付疾病。

被感染人類免疫缺乏症病毒的人也會有傳染病毒給他人的焦慮。無論如何，假如他們的伴侶是人類免疫缺乏症病毒的陰性抗體，他們仍可能有性的關係而沒有危險，或許兩人應提出討論，並同意經由安全的性行為來限制他們的性活動，不必考慮沒有保護的肉體的插入或體液，例如血液cum，pre-cum及陰道或肛門的分泌物的交換。

身體的摩擦或互相手淫，對有人類免疫缺乏症病毒的人而言，有一位沒有人類免疫缺乏症病毒的伴侶，是安全性行為的一種方式。戴保險套性交的安全，所用的保險套品質要好，且要注意確定沒有破裂或滑脫，如果口腔內沒有傷口、疼痛或是受感染，則口交的危險性低，但若為小心起見，還是建議使用保險套。

一位感染病毒的人不希望或沒有性的能力，他們不應該感到罪惡或不適當。疾病、擾亂的情緒和醫學治療通常會減少一個人的性趣，但是他們仍有性的反應。有愛滋病的人，會失去性趣，大多是因為疾病和性活動的關係，害怕傳染病毒給其他人，或暴露在伺機性感染下。有一些人可以發現心理想像和試驗勃起幻想的方式，來克服失去的性趣和增強性慾。

獲得支持

假如你被診斷出是愛滋病或人類免疫缺乏症病毒有關的情況，自然會經驗無法形容的壓力和失望。有各種不同的管道開放可以獲得支持。其中一些人的支持來自家人和朋友。另一些人的支持則需要匯集。

處理慢性健康的負擔應該和其他人分享，不要獨自擔負。許多人也想要幫助愛滋病患者，但需要你給他們指引或一些建議。你可以很容易做到，假如你給他們支持，當你需要幫助的時候，他們也會幫助你。

愛人／伴侶

假如你對你的伴侶有承諾的關係，你的伴侶可能會陷入和你一樣的情緒痛苦。不要害怕互相學習。如果你認為問題威脅到你所有的關係，你可以考慮尋求外在的協助。

居住的同伴：

確定他們了解環境的清潔。他們是否了解你生理的需求和限制？他們是否了解你情緒上的需要？他們是否清楚病毒如何擴散的？（或最重要的是它如何能不擴散開來？）假如這些訊息能說開，就會有比較少的機會使傳染的事件發生，盡可能讓與你同住的人能夠合理性的處理，以及同情的面對你是一個有人類免疫缺乏症病毒的人。

家人／親戚：

許多家庭第一次知道他們的兒子是同性戀，是當他們的兒子告訴他們他被診斷出愛滋病的時候。如何且何時告訴你的家人是由你決定。不要倉促行事而陷於困境，也不要顯現你得病的壓力。找一個時間，選擇你認為最適當的時刻和情境。如果這件事也包含『結果』，記住這是愛和分享的行動，而不是敵對的行為。發現其他的人如何告訴他們的家人有關於愛滋病和同性戀。給你的家有關此病和同性戀適當的訊息。

當他們獲知你的診斷和性行為時，這些訊息可以幫他們渡過這段困難的時刻。讓他們知道有關於支持愛滋病患者家庭的機構，也有類似的團體是幫助同性戀者的家庭如『父母的詢問』（Parent's Inquiry）。這個建議同樣適用於愛滋病且為靜脈注射者。他們也要因社會恥辱而奮鬥。開放讓家人了解他們的愛滋病診斷和毒癮是充滿偏見和拒絕的危險。他們應該仔細考慮，他們如何說出他們的人類免疫缺乏症病毒和使用毒品歷史，或許尋求專業的諮商員，可以提供他們的家庭了解使用毒品和人類免疫缺乏症病毒的感染。

擴展的家庭和朋友：

我們都有親密的朋友網路，在歡樂和痛苦的時候依賴他們。這些特殊的朋友可以幫助我們處理我們生命中的問題。愛滋病正好是另一個問題。讓你的朋友知道什麽是人類免疫缺乏症病毒。給他們機會表達他們對你的感覺，讓他們有機會幫助你，並以積極的方式表達他們的愛和感情。

支持的團體：

人類免疫缺乏症病毒和愛滋病的機構，有很大、很好訓練的支持網路。找一位愛滋病的諮商員討論，在一個團體或一對一的情境，能對你的未來有幫助：幫助你減少害怕和不穩定；最重要的是幫助你減少因疾病而產生的孤獨感。這些支持團體可以提供一個讓你學習有關愛滋病的環境，和他人分享問題，獲得你不能從朋友或家人得到的經驗支持。

其他有愛滋病的人：

許多有愛滋病的人發現，最大的支持和安慰是與其他有愛滋病患者發展的個人友誼。讓你有機去分享相同的經驗、感覺和問題。有相同的診斷似乎可以發展一種共同的結合，以及相當程度的了解，那是獨特和極大的價值。

家或醫院？

假如一個人有愛滋病這樣的疾病，常被提出的問題是他們應該在家裡或是最好住在醫院。

當一個人遭受像肺囊蟲性肺炎這樣嚴重的伺機性感染，住院最重要是保證疾病可以得到適當的監控和治療。如果人類免疫缺乏症病毒已經惡化，他們會處於非常虛弱的情況，臥床不起和沒有能力為他們自己做任何事，然而他們也需要住院照顧。

無論如何，雖然許多有愛滋病的人發現也許偶而需要在醫院停留，這可能是應該保持的最低限度。一樣幫助病人康復的好處，醫院也有下列的壞處：

*它們易使人陷於『生病角色』，而且把他們自己視為消極的『病人』。

*它們逐漸損壞一個人獨立和自我信賴的意識。

*它們把他們最需要的伴侶、家人和朋友隔離起來，引起他們的孤單和挫折。

*它們傾向於消極和浪費時間的氣氛，鼓勵他們思考他們自己的疾病和他人的疾病。

因此，一些可用的建議對有愛滋病的人留院或返家可以提早去做。家裡的照護通常更為親切，而且在熟悉的生活環境更為自由、有尊嚴和有彈性，更有機會培養一個人的獨立。假如有必要，當地政府的社會服務部門能夠安排一般的居家照護服務，如供應食物，協助購物和居家的清潔。

當地的愛滋病協助專線不只有這些服務，它們也透過支援的團體提供幫助。

病人的權利

對有人類免疫缺乏症病毒感染的人，非常重要的是和醫生有真誠和相互合作的關係，但並不是全然接受醫生所說的任何事。通常醫生都是對的，但是沒有人對醫生的決定提出問題，或對醫生們的建議尋求澄清。事實上，建議在同意以新的實驗愛滋病藥如三氮化胸腺核甘（azidothymidine AZT）治療之前，應該完全了解藥的副作用，同樣的也要了解它可能的好處。如卡波西肉瘤，放射線治療和化學治療使用在伺機性癌症的治療，有時候治療的結果會損傷皮膚、高燒、毛髮脫落、肌肉疼痛、腹瀉、口痛、作嘔、疲憊和陽萎。當然，假如治療可以減少和降低癌細胞的侵害，事實上這些不舒服是值得忍受的。

對沒有愛滋病的癌症病人來說，也有證據顯示放射線治療和化學治療使一些人感到更糟，引起他們快速的死亡。相反的，沒有治療的癌症病人有時會有更好的生活品質，且生存的更長。因此，最好的主意是你必需小心的衡量考慮每一次治療，假如你不高興你有權利在任何時刻拒絕或終止治療；但通常要和你的醫生詳細討論過之後才做。

下列權利的宣言是一九八四年在美國科羅拉多州丹佛市舉行的愛滋病會議，由愛滋病者所擬定。

愛滋病者應有的權利

1. 選擇他們認為重要的人，使他們的治療如同他人一樣受到尊重。
2. 選擇治療的形式，拒絕治療，和所有治療過程的完整解釋。
3. 為他們辯護（他們自己或組織），當他們不能聽的時候為他們傾聽，並且和他在一起。
4. 不因性行為的傾向或所有醫療系統的疾病種類而歧視他們。
5. 醫護人員的治療要正確的告之，同性戀的健康照護和愛滋病是一樣的。
6. 艮好品質的醫學照護和社會服務供應。
7. 拒絕參與沒有危害治療的研究。
8. 所有醫學記錄均為隱私和保密。
9. 以他們原有語言的選擇來接收訊息。

10. 尊嚴的生存與死亡。

面對死亡的可能性

死亡不是終止而是一種形態變化的開始。
物質從未被摧毀只是重整，通常是更為完美。
毛蟲死亡的瞬間，美麗的蝴蝶誕生
從繭的桎梏中解放，它自由的飛翔。

愛滋病意外死亡的發生率較高，有併發症狀的人需要面對死亡的可能性，雖然不是必然性，但是他們可能最後還是死亡。不是每一個人都能成功的對抗愛滋病。有些人可以嘗試，但不能幫助渡過。有些人不再對抗死亡，反而視死亡是一種痛苦和無能的解脫。另一些人仍然可以在他們有限的生命完成許多事情，感到平安與他們同在，並做好死亡的準備。

依莉莎白・庫伯蘿絲博士（Dr Elizabeth Kubler-Ross）在她的生殖研究工作「致死

的原因和死亡」（On Death and Dying）中建議有生命危險疾病的人，典型的經驗有五種基本情緒反應。這些反應可以分開或同時發生，有易變的情況，有顯現的、消失的和再出現的：

1. **否認和孤立**　他們拒絕接受診斷是正確的。相信在試驗的過程中有錯誤，或是他們的試驗結果混合了某一個人的試驗，他們企圖避免醫生們任何進一步的檢查，以便再確定原始的診斷。他們從社交退縮，而且常常一個人獨處。

2. **生氣**　他們感到非常生氣，同時將這種憤慨發洩在其他身體健康者的身上，怨恨覺查疾病的發生，輕蔑醫學的「無用」。另外，長期壓抑有關個人過去失敗和錯誤的怒氣，通常會突然的和爆發的表達出來。

3. **交涉**　他們尋求延遲死亡和延長他們的生命以完成特別的目標，承諾對他人做好事。這種交涉例如，假使他們能生存直到生日，他們將會捐出他們的身體給醫學科學或遺贈他們的資產作為慈善事業。

4. **沮喪**　他們經歷一種「反應性的沮喪」，沒有能力做出一些生理的活動如走路、煮飯或跳舞，他們沒有能力扮演好配偶、愛人、工作者或父母的角色。他們也感覺到「初步的沮喪」，擔心他們的伴侶將來只有一個人，或他們的小孩喪失父母。

5. **接受** 他們逐漸能接受疾病和可能死亡的結果。這些包含「放棄」或「認命」的感覺。接受也與希望復原和誓言對抗疾病的感覺共存。

有能力去處理一個具生命威脅的疾病，特別是在發展的末期，完全視個人對死亡的態度而定。大部份人的觀點是把死亡當作一種可怕的災難。這種害怕、焦慮和悲痛，通常會引起極深的延續並反應一個人的過去，當生命中充滿日漸累積的失敗、失望和不快樂時，就是最終的痛苦表現。強烈的悲傷情緒圍繞著死亡，也可能是懊悔、挫折和罪惡感的反映，因為一個人會想到有關他們所有的錯誤，喪失的機會和沒有完成的目標。因此，關係到死亡的包括經由學習接受和愛自己，對個人成就的認同並引以為榮。

癒合破裂的關係，完成生命中的個人目標來克服所有這些負面和自我塗汙。這些事情創造一種內部的平和，強烈的減少死亡的恐怖和精神創傷。

克里斯多福・史賓斯（Christopher Spence）描述他的朋友在這些方向的努力，他回憶說：

它賦予我靈感，儘管有一些令人毛骨悚然的古怪，法蘭克仍以勇氣和愛來與疾病對抗。他面對和感覺到他母親死亡時的悲痛。他為提升他的自尊而努力以對抗他內在的無價值的感覺。他從周圍的人得到力量、鼓勵和愛，不管怎麼樣他們治療了他。他堅持醫生告訴他一些事情（一種令人恐懼的事）。無論何時他總是徹底的放鬆他的感覺，對他的情況有明顯的改善（直到醫院人員告急，他的所有情緒失去感覺）。他設定他最重要的關係。他以新的方式肯定、誠懇和富於表達他對朋友的愛。他面對死亡的事實，並以正確和適當的時機來完成他急需要做的事。

對即將要來的死亡也包含新的和更多的積極展望：沒有死亡就很難瞭解生命的意義，或歸屬重要的事到個人的事件和成就。生命的短暫和變幻因此讓它更有價值。在另外一個層次，我們要感謝死亡是所有生活的結束，有些人死的早，有些人死的遲，但最後死亡還是奪去我們所有的一切。它是生活過程中自然而無法避免的結果。的確，死亡也是種生命的本質。秋天的腐朽正是春天的再生。枯葉掉落才有新葉萌芽。毛蟲的臨死使美麗的蝴蝶誕生。

魯斯・蒙哥馬利（Ruth Montgomery）在『陌生人之間』（Strangers Among）這本書中簡略的說明這些關係：

我們是精神。這些身體只是借給我們使用，它們提供給我們快樂，協助我們獲得知識，或對我們的下一代有益，是一種寬容和仁慈的上主行為。當它們不再勝任這些目的時，我們的痛苦將被快樂取代，協助也變成一種拖累，沒有一個目的的答案是它們可以給予的，它等於經由我們放棄它們來提供一種寬容和仁慈的方式。死亡就是這種方式。我們自己本身在某些方面謹慎的選擇不完全的死亡。一種亂七八糟而痛苦的分支，我們志願把它切斷，不能復原。他拔掉牙齒，有部份是自由的，但是痛苦仍跟隨著他；他離開整個身體，所有的痛苦和可能有的痛苦和疾病都可以免除，不讓他遭受這些痛苦。

蒙哥馬利繼續引用下列沉痛的墓誌銘：

「法蘭克林的身體

印刷品

像是一本古老書的封面

它的內容被撕掉

它的印刷字體和鍍金已磨滅

放在那裡
食物讓它生蟲
但是工作將不會失去
它願意是他相信的
經過作者的修訂和校正
換裝嶄新和精致的版本
再出版一次」

在他因愛滋病死亡之前的一段時間，威廉對死亡有新的解釋，能夠讓他平靜、莊嚴而且平安的死去：

「我瞭解在臨近的死亡和肉體的死亡中，我必需要接受我自己。我也瞭解自憐在我心的感覺，死亡並不是懦弱和失敗的象徵。這似乎是自我接受最終的行為……很快的我的身體將離開我像繭一樣，而我的精神就像蝴蝶一樣的飛翔，漂亮又完美。我不知道它將去那裡，但是我的心告訴我，它充滿了光與愛。一顆開放的心要比死亡的悲劇獲得更多的祝福。」

當威廉鼓起勇氣表明他生命的最後階段，甚至連死亡我們都要選擇。在死亡的過程不會有任何事情「發生」，人只是虛性和沒有力量的物體。到了一定的程度，我們會介入這個過程來準備我們的死亡，所以我們會希望它的發生。我們也會避免家人、愛人和朋友之間因我們的期望而起爭執。這些包括一些需要照料的事如下：

＊列出一張名單是你希望在病危或死亡時想告之的人，並且把這張名單交給你信任的家人或朋友。

＊選擇一個志願而你又信任的人來執行你的願望。特別重要的是你同性戀的伴侶不被法律所認同。尤其是你希望在遺囑中詳細列舉你最珍愛的物品，你希望這些東西在你死後的歸屬。

＊告訴你的執行者把你的重要私人文件如你的遺囑、人壽保險單、私人財產的證書、銀行存款、股票、稅、健康保險、社會安全卡、書、貸款文件、汽車，或船的所有權證明書以及詳細寫下你的任何債務等收集起來。

＊授予律師權利，在你病重時可以處理你的事情。特別重要的是假如你離開之後，你的家人和近親將會自動負起法律的責任，除非你有另外的安排。

＊決定你的安葬儀式，把它放進你的遺囑中。你是否要一個宗教或非宗教的儀式？你是否有喜歡的詩或音樂要包含在儀式當中？你喜歡土葬或火葬？你喜歡你的身體或骨灰安息於何處？

想想這些事情首先就會讓你灰心並覺得困難。但是大部份的人會發現把這些事詳細想一遍，並放在他們的心中，會感覺到死將是容易處理的事，也反映了他們的感情的期望。

根據金經歷十二種伺機性感染有生命威脅的疾病：「我很高興有時間處理我的遺囑，個人的事物和葬禮的安排。它比我所期望要容易的多，我感到很寬慰，因為我不想留下任何麻煩的問題讓其他的人去收拾……我可以計畫我自己的葬禮。我的朋友沒有任何一個知道我想要什麼方式。我非常滿意而且有能力可以自我控制，以便計畫我生命的最後階段。」

照護的處理

愛滋病對個人來說同樣都是一種精神創傷的經驗，它也使他所愛的人在情緒上變得更為緊張和痛苦。他們突然因為要照顧生病的人，必須有處理新的需求和壓力的心理準備。他們必須面對可能某一個他們親愛的人最後的死亡。

我們大部份都沒有處理嚴重疾病和死亡的準備——不管是我們自己或是其他的人。我們通常不知道對一個病患的感覺如何去反應，或如何給他們最好的支援。因此下面的建議是給照顧有愛滋病的人一些有用的指引：

＊鼓勵他們表達他們失去和悲痛的感情。讓他們知道自己會很好，不需要勇敢的面對前方和壓抑他們的感情。

＊當你和一個有愛滋病的人在一起時，你不需要一直說話。接觸和身體的碰觸同樣是親密和愛的重要表達。感情是不需要用口語來說明。緊抱和握手對一個生病的人和說話一樣溫暖。

＊要有一雙同情心的耳朵。傾聽你所照顧這個人說的話，接受並瞭解他們的感覺，不要判斷和反應他們所表達的需要。假如你不喜歡你所聽到的，保持了解並且避免退縮或拒絕他們的感情。

＊和他分享你的感情，包括你自己的悲傷、焦慮和緊張。開放和真誠的關係會產生親密和結合力，亦可以產生照顧者和被照顧者之間基於伙伴的互動。

*以積極和樂觀的態度對待你所照顧的人。討論和計畫明天、下個星期和下一年。

*不要叫有愛滋病的人「媽媽」或「寶貝」。要像成人一樣對待他們，不要當他們是小孩或犧牲者。保持「湯藥和同情心」會喪失他們的自尊心和獨立，導致消極的和「生病角色」的接受，並促使他們無助和無力的感情。

*協助和支持有病的人，鼓勵他們以自我負責來取代期望，你將要面對的危機就好像熄火的引擎等待救援。

*當他們看起來好多的時候，以有幫助和積極的意見鼓勵他努力加強練習和飲食，增加體重，增加T協助細胞等等。假如他們的外表變得更壞，不要忽略它。你說的話要誠懇但是溫柔。永遠不要說謊。

*假如他們需要自己安靜一段時間，就讓他單獨一人。我們偶而享受一下小憩，有愛滋病的人是不期望什麼的。

*不要為有愛滋病的人做任何事而讓自己生病：不要讓他們從問題和壞消息孤立起來；或對他們不抱希望。運用一些方式激勵他們，使他們更好。

*假使生病的人忽略他們自己或自毀行為，試著不要責備他們或強迫一些觀念給他們。

相反的，討論這個問題並誘導這個行為，建議一些可選擇的處理方法。

＊除了護理和照顧外，和病人做一些愉快的事。但是要注他們的身體限制。如果他們感覺到有能力，就一起在公園散散步，去藝術博物館或戲院。這樣可以放鬆照護的壓力，亦可顯現你視他為朋友的價值，你不用因為他們生病而費心照顧他們。

＊保持和有愛滋病的人閒聊最新的事物。它可以從永無止境的醫生、症狀和治療上得到鬆弛。

照顧有愛滋病的人，在生理和心理上都是負擔非常重的工作。照顧者往往會因為做的太多，害怕失敗而陷於承諾的危險，使自己疲倦不堪。因此，照顧者須認清自己也是容易受傷的，並且明白自己的需要。下面的提示能夠使照顧者的角色容易一些並更實際：

＊避免否定你自己有休息和放鬆的需要，和一個健康的生活方式。要有正常的運動和睡眠，營養的飲食及練習壓力的控制和限制。這不僅使你的感覺良好，使你有能力在照顧愛滋病者更實際，也作為被照顧者一個積極的例子。

＊企圖成為一個超級照顧者是很危險的。全部和不停的自我犧牲通常象徵著罪惡感，並

對病患復原的機會不抱希望。因為這些事會讓你的感覺消失、憤慨和成為沒有效率的照顧者。

＊當被提供幫助的時候要接受。不要認為只有你一個人可以做這個工作。其他的人也可以幫忙，而且讓你有機會休息恢復精力。

＊假如幫助不是自然的出現，你也不要感到害怕而去要求家人和朋友去協助。或許你也會考慮到無論如何你可以為生病的人照顧任何事情，不知不覺會讓其他的人覺得他們的幫助是沒有必要，因此讓他們努力去做。

＊規劃策略以應付愛滋病患者的討厭行為，如凌辱和壞脾氣。例如試著離開房間做幾分鐘的深呼吸或沉思，讓自己平靜下來。然後當你感到好一點時，回到房間表示你並不是拒絕他們。

＊假如你對被照顧者生氣或說錯了話，不需要恨你自己。你只是一個人而某些事情讓你生氣和作了錯誤的判斷。一個簡單的道歉是應該的。

＊保持社交的接觸和活動，不要因為全力投入照顧而傷害你的家人和興趣。正常的做事情會讓你快樂，並可從護理的角色鬆弛，買一些新的衣服，有一個夜晚外出到狄斯可或劇院，到你最喜歡的餐廳吃飯，或花一整晚的時間看足球比賽。

附錄1　一天的計劃

這些附錄所列的活動是適於有人類免疫缺乏症病毒抗體陽性的人，和愛滋病一樣，他們需要毅力，不要期望有立即的效果。假如定期的做，無論如何這些活動能幫助增強你生活的品質，改善你的健康和增加你生存的機會。

你不能希望每天做所有的活動。這需要很多時間和努力。你應該把你所有的時間放在這些工作，而不留時間享受生命。記住，當它是一個好的方法能照顧你自己，它不是一個好的主意，會變得更困擾。專心於最重要的活動——肯定的思考、心理想像和體能訓練。尋找其他的機會或需要提升。

例如，你發現你的精力到了中午衰退下來，可以做一些氣功來放鬆和提神；假如你努力了一天而且感覺壓力大，在黃昏的時候試做鬆弛練習或打坐使心情輕鬆。實驗發現那些活動會讓你感覺最好。做一些你感覺最合適和最有益於你的活動。讓這些活動配合你自己的需要。不要強迫你自己去做你感到不舒服和不高興的事。假使這些活動給你滿意和有利，那就值得去做。如果這些活動變成一種負擔和一種痛苦，那麼它們就有相反的作用。它們只會產生自我傷害的壓力和焦慮。

起草一天的計劃

早上　——肯定的思考（五分鐘）

——心理想像（十分鐘）

——體能訓練（十至十五分鐘）

——有靈性的音樂（五分鐘）

午休　——心理想像（十分鐘）

下午茶　——氣功（十五分鐘）

黃昏　——鬆弛練習或放鬆的打坐（十五分鐘）

睡覺時間　——心理想像（十分鐘）

——身體按摩、鬆弛練習、放鬆打坐或輕鬆的音樂（十五分鐘）

各種活動的時間和次數在附錄中都有最低限度的建議。無論如何，你可以依你自己的需要和希望去做。例如，假使你發現肯定思考有特別的幫助，你可以在每個活動延長十分鐘或在晚上睡覺之前重複做。

附錄2　肯定的思考

肯定的思考是背誦一種證言，融入你的意志去生活和思考有關積極未來的目標，你能聚集心理的力量和創造自信的感覺使你的身體復原。

指　示

*在一個愉快的環境思考，它是平靜而黑暗的。

*雙腿交叉盤坐在地板上，雙眼緊閉。

*緊繃然後慢慢放鬆你的肌肉，感覺它們的鬆散和柔軟。

*用鼻子深呼吸兩分鐘。當你吸入時，專心於你自己的呼吸聲。當你呼出時，思考「放鬆」這個字。

*慢慢的、意志集中的、心理背誦你證言並且沉思它的意義。假如你願意，可以每天背

誦多次或背誦不同的證言。

*花一分鐘思考你今天和未來的幾個月想要達成的積極目標。

*深呼吸三十秒作為結束。

*每天早上醒來時重複這些思考。

*從下面這些證言中選擇或寫下你自己的，並且用心學習它們：

一種積極的態度

我有積極的態度，它決定我的生存

我相信我自己和我的能力來對抗疾病

我擁有心理和生理的力量去戰勝敵人

我不是一個「犧牲者」、我不接受「生病的角色」

我知道仍然會有值得享受的生活和美好的生命

我能且願意保持優勢和控制我的未來

今天我願意照顧我自己和我愛的人

今天我願意吃營養的飲食
今天我願意有充足的睡眠和足夠的運動
今天我願意避開壓力並尋求放鬆
今天我願意做一些事給自己也給他人帶來快樂
我是、我能、我願意

花費時間

今天我應該……
花時間去思考——它是智慧和力量的來源
花時間去工作——它是成功的代價
花時間去遊戲——它是生命力和鬆弛的秘密
花時間去表現友善——它是快樂之門
花時間去給予——它是彼此歡愉的來源
花時間去愛和被愛——它是最好的治療者

花時間去期望——它是生存的關鍵
花時間去照顧——它是未來生活的基礎

我有意願

我願意活著
不只是苟延殘喘和生存
但要讓生命更完全——
要有價值和生產
當我奮鬥和活著的時候

嘗試

沒有未來是無希望的
沒有奮鬥是艱辛的
沒有目標是遙遠的

沒有障礙是很好的
簡而言之，沒有一件事是無法抵抗的
或是由嘗試中嚇阻我

我應該

我應該重複挑戰並從不屈服
我應該保持反抗並拒絕停頓
我應該相信我自己並向死亡說「不！」
我要完全的樂觀並確定我能贏得勝利

附錄3　放鬆的打坐

放鬆的打坐是一種將心靈由迷惑和心神不寧的思考及情緒中解脫的一種方式，來完成內部心理平靜和快樂的感覺。在協助處理有威脅生命疾病的情緒過程中，減少壓力來提高身體自然的抵抗力。

方法

遵照肯定思考的最前面的四個指示：選擇一個安靜又黑暗的房間。坐在舒服的椅子上或雙腿交叉坐在地板上，閉上雙眼，肩膀放鬆，把手放在你的腳上。做兩分鐘的深呼吸和肌肉放鬆練習，讓你自己感覺心理和生理上的自在。

下面的每一個放鬆打坐練習應該持續五至十分鐘。

放鬆打坐所用的幻想

想像你自己在天堂。刻畫它是地球上最美麗和寧靜的地方。意會它每一個感覺。或許它是海灘，想像太陽的光線溫暖你的身體，柔軟的白沙撫摸著你的皮膚，冷水拍打你的手臂。或許你的天堂是一個阿爾卑斯山的草原，感覺你自己呼吸到山上的空氣，喝著新鮮的春泉，嗅著這地方充滿野花的香味。

在這次打坐忽略各種不同的自由關連幻象。以直接的心理意識創造一個特別的天堂幻象，用音樂協助自深沉的潛意識中，鼓舞自由的漫步和召喚自己心靈的幻想。為了這個目的，一些建議是：珍麥克傑瑞（Jean Michel Jarre）的氧氣（Oxygene），克瑞福韋克（kraf-twerk）的歐洲快車（Trans-Europe Express），麥克歐得德菲爾德（Mike Oldfield）的管狀風鈴（Tubular Bells），大衛鮑依（David Bowie）的英雄（Heroes）和來自影片的音樂配樂，如二〇〇一，一個發條裝置的橘子（A Clockwork Orange），星際戰爭（Star Wars）和第三類接觸（Close Encounters of the Third Kind）。

利用重複聲音、文字或視覺的想像放鬆打坐

專心一意以心理或口語一再重複相同的聲音或文字。它可以毫無意義的聲音像「嗚」或「啊」。它也可以是建議的文字像「放鬆」或「平靜」。在技術上的視覺變化包含心理的影像如黑色天鵝絨似的廣闊地方，或無止境黑色墨水湖泊。

利用重複的心理練習放鬆打坐

*雙腿盤坐在地板上閉上你的雙眼。

*想像一個小而重的球，一個小但比網球大的球，把它握在你手掌上。

*當你慢慢吸氣的時候，把球提高到你的胸部。然後用你的手和手臂轉動這個球，使球重壓在手掌上。

*當你慢慢呼氣的時候，把你的手放低，將球降下到原來的位置。

*在球下面轉動你的手和手臂，重複三十次。

*當你習慣這個技術之後，想像這個球在你的腹部內。用你的呼吸同時把它向上和向下

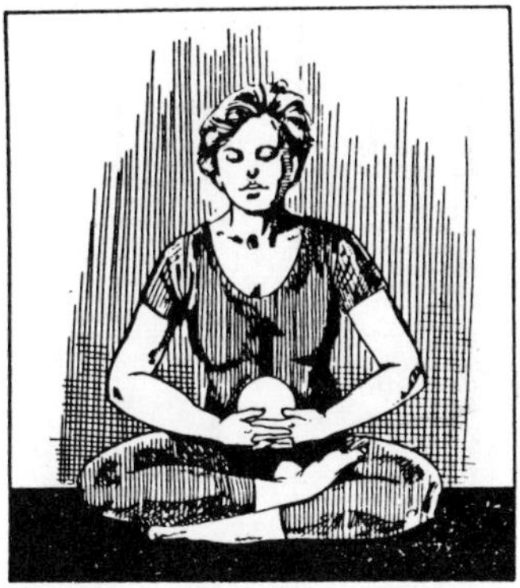

吸氣

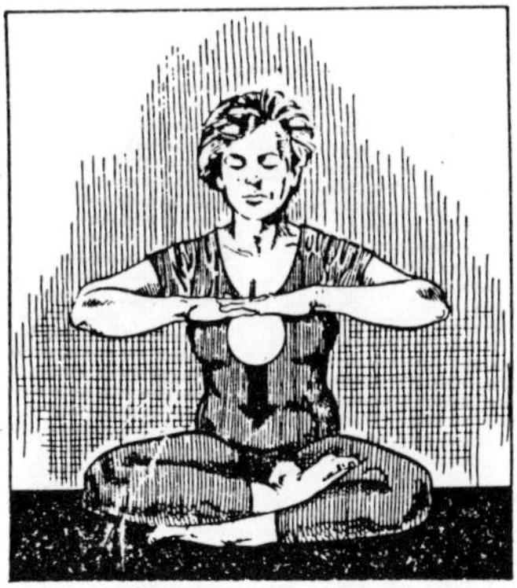

吐氣

移動，但不要用你的手來幫助它。

有許多不同的打坐方法可以選擇，建議在試驗之後決定那一個最適合你。

附錄4　心理想像

心理想像是一種加強「生存意志」的方法，肯定你能生存的意念。因為它除給你參與新發現並且控制復原的過程，心理想像能夠提高自尊和減少壓力、害怕和無助的感覺，因此可改善免疫系統的功能。

技術

*選擇一個愉快的環境，它是平靜而黑暗的。

*雙腿交叉盤坐在地板上，雙眼緊閉。

*緊繃你的肌肉，然後非常緩慢的放鬆，最後感到你自己變得輕鬆。

*用鼻子深呼吸兩分鐘。當你吸氣時專心你自己呼吸的聲音，當你呼氣時在心裡重複「放鬆」這個字。

＊想像細胞在你的體內對抗愛滋病：

——心裡想像人類免疫缺乏症病毒變很小、很少、虛弱、孤立和易受傷害。

——假如你是一個伺機性感染如肺炎，或是一個癌症如卡波氏肉瘤，想像它的細胞又虛弱又很少。

——想像你的免疫系統是大又多的無敵的防衛細胞。

——想像你的T協助細胞快速繁殖成長，又大又強壯，並且和你的免疫系統接通。

——想像你的清理和殺手細胞具有攻擊和極大的力量。

——想像你的B細胞產生數百萬的抗體。

——想像你大量的清理、殺手和B細胞以壓倒性和摧毀人類免疫缺乏症病毒、伺機性感染和癌症。

——同時想像任何醫學治療進入你的身體，來幫助你的防衛細胞抑制人類免疫缺乏症病毒、伺機性感染和癌症。

——當所有的人類免疫缺乏症病毒、伺機性感染和癌症被摧毀後，想像它們變成廢物從你的血液中運送，經由你的腎臟和肝過濾，最後從你的尿液和糞便排泄出去。

——最後，想像你的身體純淨、強壯和健康。想像你自己生命的目標可以完成。看到你自己快樂，你愛的人圍繞在身邊。

假如你很難想像上面的效果，試著去想像它們。例如，什麼樣的想像適合你和能讓你展現活力。

＊現在想像你的身體以象徵的幻想來對抗愛滋病：

——例如你可以想像人類免疫缺乏症病毒、伺機性感染和癌症是一小群疲倦的烏賊，把你的防衛細胞當作是成群的鯊魚。想像這些鯊魚兇猛的吞食所有的烏賊，不會讓任何一隻逃跑。然後，想像鯊魚游過的地方，海洋變得完全的平靜而清澈，顯露出不同風味的美麗土地，在溫暖的海藍色水中閃爍著精細的珊瑚和微小的彩色魚。

——基於與「愛滋病戰爭」的戰鬥還有另一種選擇，把防衛細胞當作是宇宙銀河的勇士，他們用雷射槍讓所有代表人類免疫缺乏症病毒、伺機性感染和癌性的無腳太空生物蒸發。在「愛滋病戰爭」結束之後，想橡沙漠戰場生氣勃勃，蒼翠繁茂的「伊甸

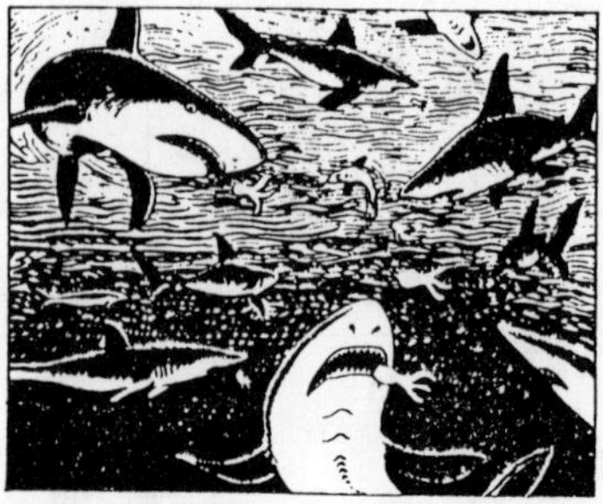

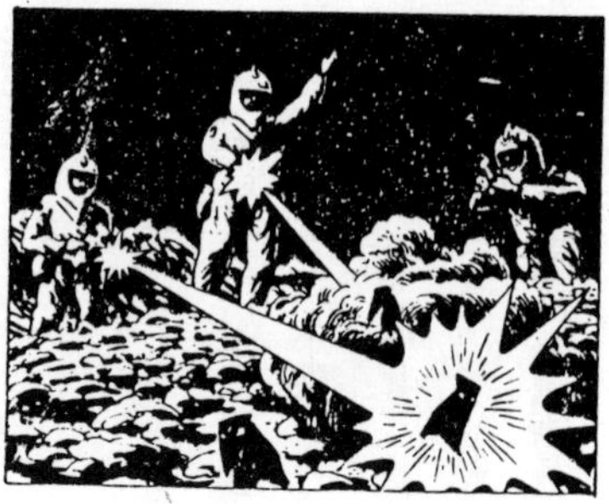

花園」充滿了花朵，沐浴在令人驚訝的美麗日落。

這些象徵性的想像只是一種建議。無論如何選擇你感覺最愉快的想像。

——最後，想像你恢復健康，你身體的力量，你要完成的目標和你個人親密的關係。

*心理想像結束時要有一分鐘的深呼吸。

*一天重複三次用現實的或象徵的想像，任何一個最合適你的。

*一星期一次計畫你的心理想像，並張貼在家中明顯的地方，可用視覺提醒你克服人類免疫缺乏症病毒。

大部份的人會發現心理想像在剛開始的時候會十分困難，但是它很容易練習，在兩週之後它會有明顯的效果。

附錄5　體能訓練

練習創造柔軟、精力和強壯。它也能幫助你鬆弛緊張，改善你的循環和血液氧化，增強身體自然對抗感染的防衛。和每週做三次為時一小時的激烈運動一樣（如騎單車、跑步、squash、重量訓練或足球），試著每天在家練習：

指示

*每天早上在早餐之前練習十至十五分鐘。
*穿上一件寬鬆的汗衫、短衫或運動衣。
*在一個明亮、寬敞有窗戶的房間，把窗戶打開讓大量的新鮮空氣進來。
*放一些活潑輕鬆的音樂讓你自己有一個活力的情緒。
*在練習前做兩分鐘的深呼吸。

*然後進行四個步驟的暖身運動，接下來的四個體能訓練。

*在星期一、三、五做第一期動作，星期二、四、六做第二期動作。星期日休息。

練習提示

*保持穩定的呼吸，你的呼氣和吸氣的程度要一樣。

*盡你最大的努力去做，但是不要過度緊張或練習的過度勞累。健康的體能訓練應該讓你有一點點累而不是疲勞不堪。注意：不要成了運動狂，過多的運動是會抑制免疫的。

*假如你無法活動或已經生病，只要在開始時努力做兩次暖身運動。然後慢慢的增加次數和進度，一直到比較困難的體能訓練會使你更強壯。

*有一些練習很難去做。假使你不能適當的去做，或只反覆做兩次，不要中斷。把這些練習當作是一個目標。要有毅力，六週之內你就能夠做完全部的練習。你會看起來很好，感覺也很好。

深呼吸練習

*雙腳站著，雙手放在旁邊。
*用你的鼻孔慢慢呼吸，提高並擴張你的胸部，讓你的肺部儘量充滿空氣。
*控制你簡短的呼吸。
*然後用你的嘴慢慢呼出，直到最後一點空氣從你的肺和你的胸部壓擠出來。
*重複十次。

交替式的深呼吸

*如上述，但是用左手把左邊的鼻孔蓋住。
*用右邊的鼻孔做簡短的呼吸。
*放下左手，用右手把右邊的鼻孔蓋住。
*然後互換。保持用右手蓋住右邊的鼻孔。
*用左邊的鼻孔做簡短的呼吸。
*放下右手，用左手把左邊的鼻孔蓋住。
*用右邊的鼻孔呼吸。
*重複十次。

第一期暖身運動

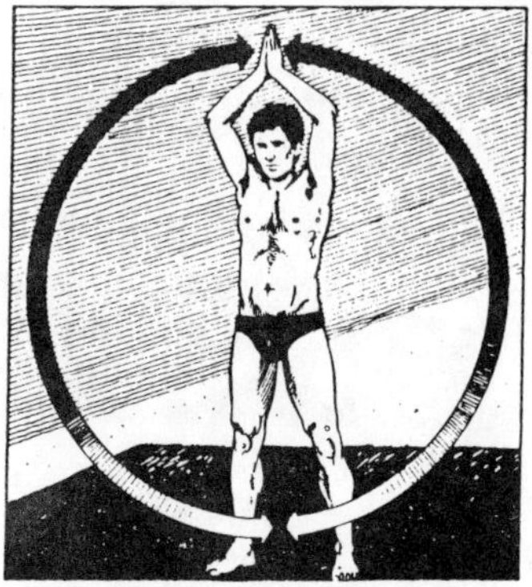

1. 拍手（頭上和俯下）。雙腳分開站立。保持手臂伸直一點都不能彎，雙手在頭頂上拍掌。然後自然的放低手臂往側邊向下彎曲雙手拍掌。重複10至30次。

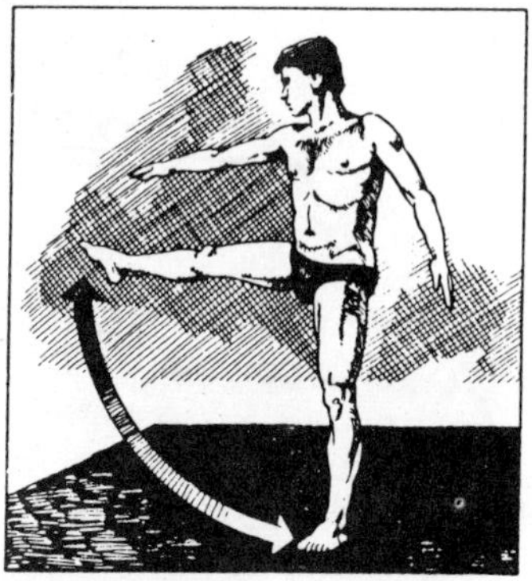

2. 抬腳（側邊）。雙腳併攏站立，保持雙腳直立，慢慢的抬起左腳成水平的姿勢，與身體垂直。手指指向腳趾保持姿勢。重複5至3次。然後換右腳。

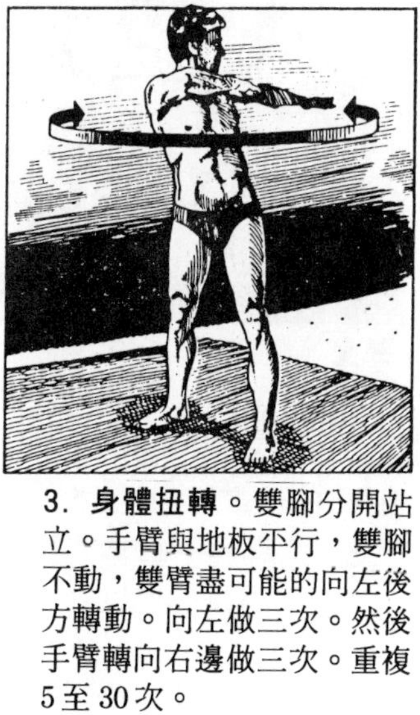

3. 身體扭轉。雙腳分開站立。手臂與地板平行，雙腳不動，雙臂盡可能的向左後方轉動。向左做三次。然後手臂轉向右邊做三次。重複5至30次。

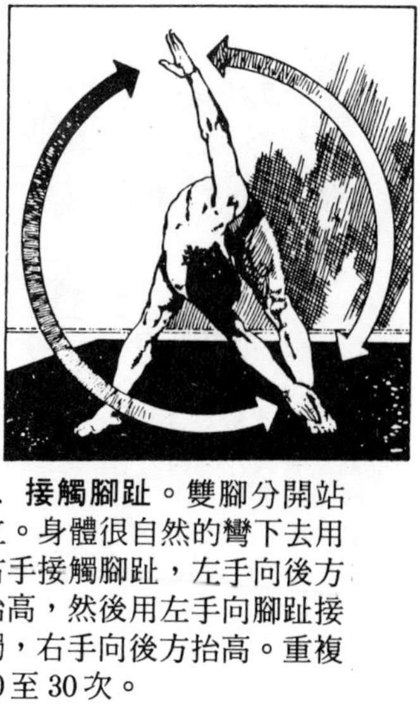

4. 接觸腳趾。雙腳分開站立。身體很自然的彎下去用右手接觸腳趾，左手向後方抬高，然後用左手向腳趾接觸，右手向後方抬高。重複10至30次。

第一期體能訓練

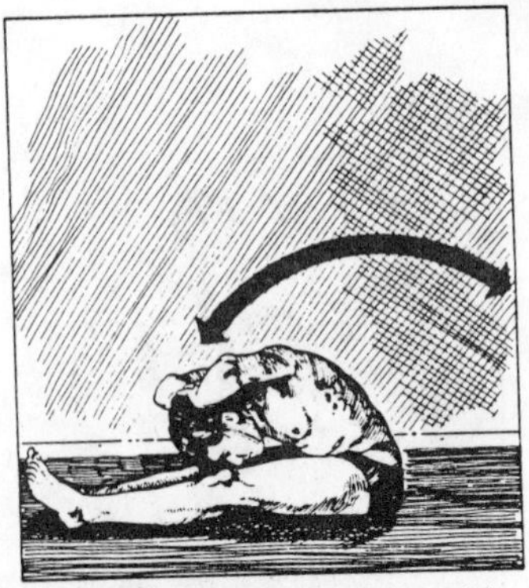

1. **仰臥起坐**。用手抱住脖子後面躺在地板上。保持背部挺直起身彎曲讓前額碰膝（確定膝平放在地板上而雙肘在旁邊）。躺下。重複10至40次。

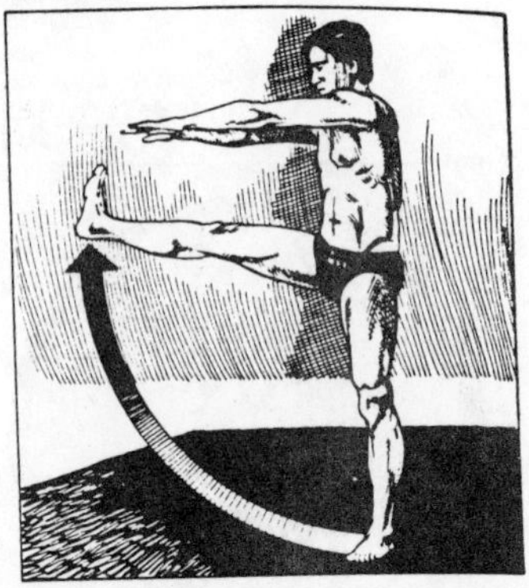

2. **踢高**。雙腳站在一起，雙手向前伸展。保持腳的直立，在腳向前抬高碰觸右手的手指。腳放下恢復原來站的位置。然後踢右腳去碰左手手指。重複5至30次。

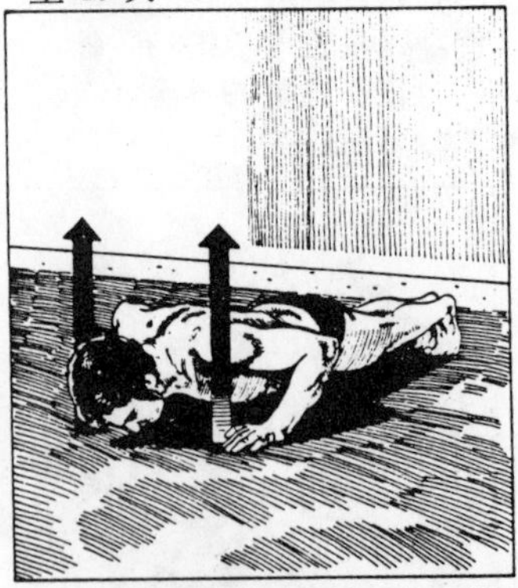

3. **伏地挺身**。面朝下，用手掌和腳趾保持平衡，所有的力量都放在手臂上。身體伸直手臂向下壓，身體低到幾乎快要碰到地板。然後用手臂的肌肉將身體向上直到手臂完全撐開。重複5至30次。

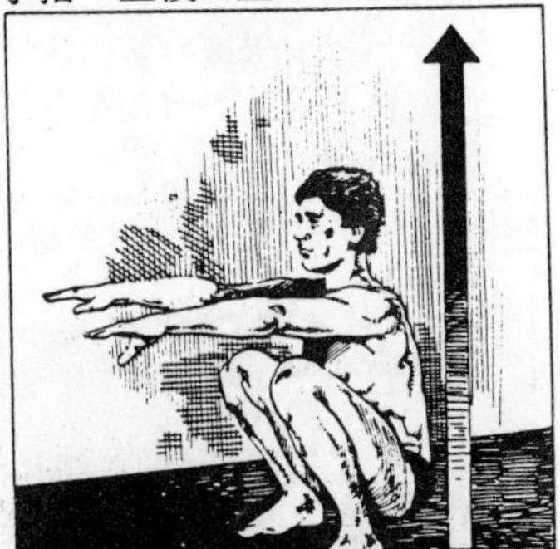

4. **蹲坐**。雙腳分開站立，手臂向前伸。保持背部直立雙腳平放在地板上，蹲下直到屁股碰到腳跟。然後用腳的肌肉向上恢復站立的姿勢。重複5至30次。

第二期暖身運動

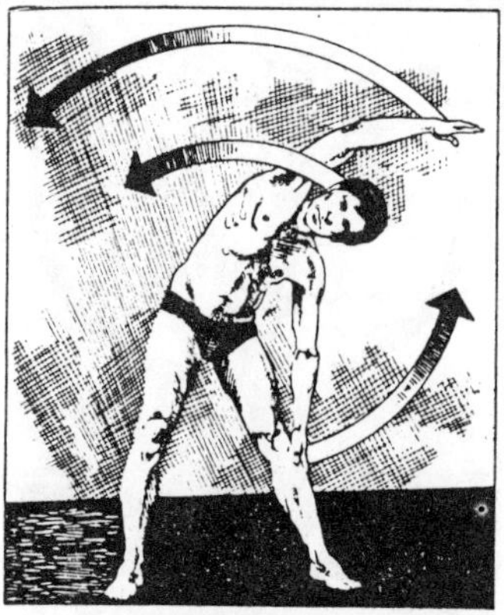

1. **側邊伸展**。雙腳分開站立。不要向前傾斜，彎左臂跨過頭向側邊。用力3次在右邊的腰部，右邊的手臂自然的向下到右腳的小腿。然後換右手臂。重複 5 至 30 次。

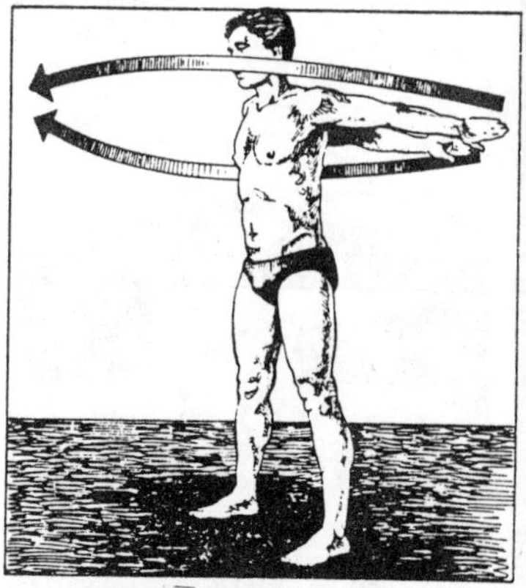

2. **雙手前後拍掌**。雙腳分開站立。保持手臂的完全平直，雙手手掌在背後拍掌。然後在前面拍掌。以此速度重複 5 至 30 次。

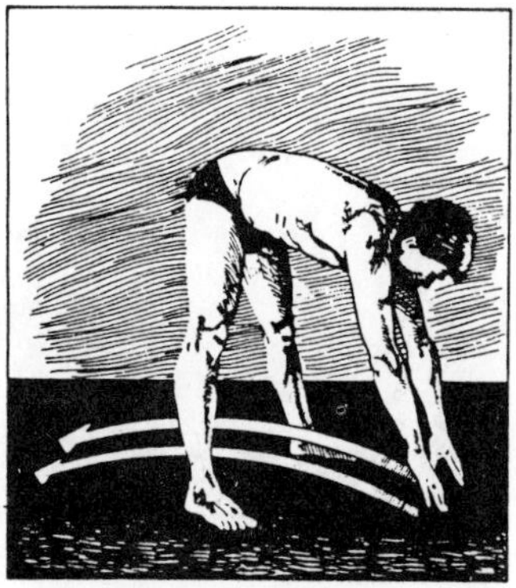

3. **觸地**。雙腳分開站立，彎曲。保持腿的直立和雙臂靠在一起，向前彎曲去觸地。然後手臂在腿之間擺動，延伸向後觸地。以此速度重複擺動的動作 10 至 40 次。

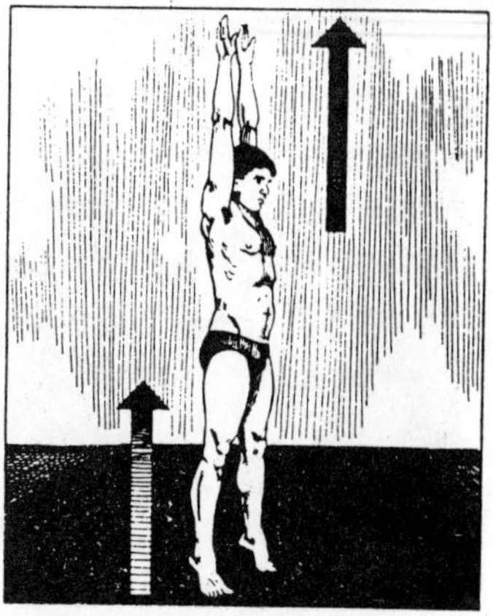

4. **向上伸展**。雙腿以腳趾分開站立。雙臂在頭上保持垂直狀。整個身體向上伸展，盡力讓全身的肌肉緊繃。保持 10 秒鐘，然後放低腳及手臂。重複 5 至 30 次。

第二期體能訓練

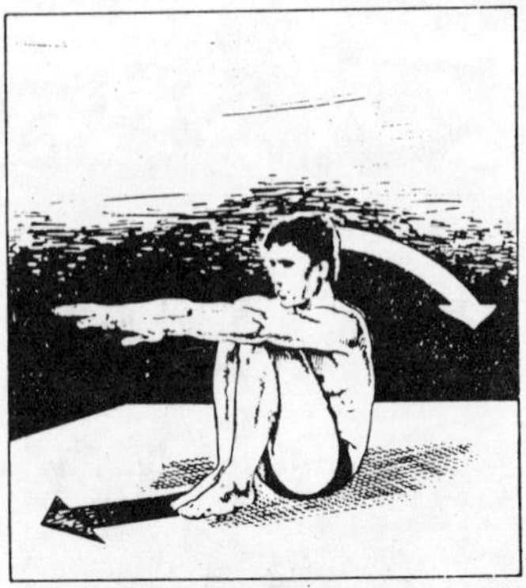

1. **身體捲曲**。以屁股平衡的坐在地板上，雙手向前伸直，膝蓋曲在胸部。腿自然的向前伸直到完全伸直，而身體向後躺，但是不要讓腿或肩膀碰到地板。重新開始身體原來的捲曲姿勢。重複5至30次。

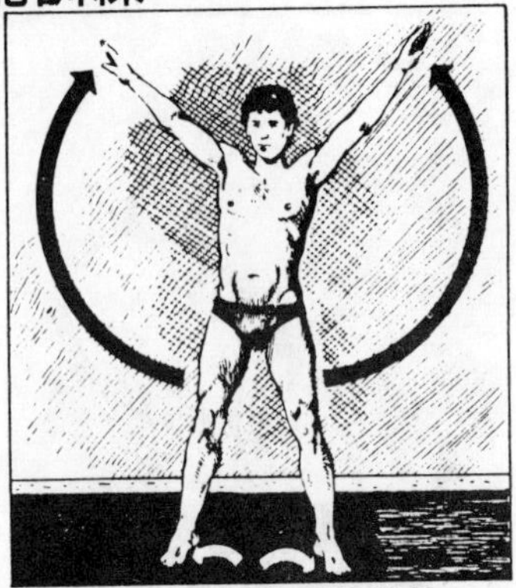

2. **雙腿跳躍**。雙腿併攏站立，手放在旁邊。雙腿分開自然的跳躍，雙臂在兩旁抬高至頭上。然後腿停止跳躍，手放下來。重複快速的彈性動作10至40次。

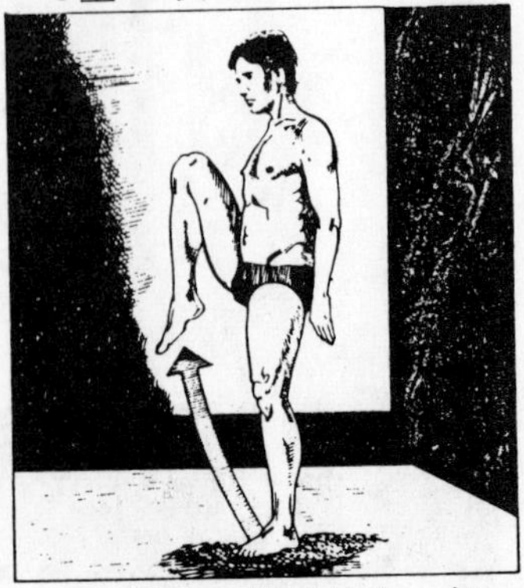

3. **提膝**。雙腿站在一起，手臂在旁。保持背部的直立，腳趾向下，抬高左邊的膝蓋去碰左邊的肩膀。然後放下，右膝同樣的做。以此速度重複做5至30次。

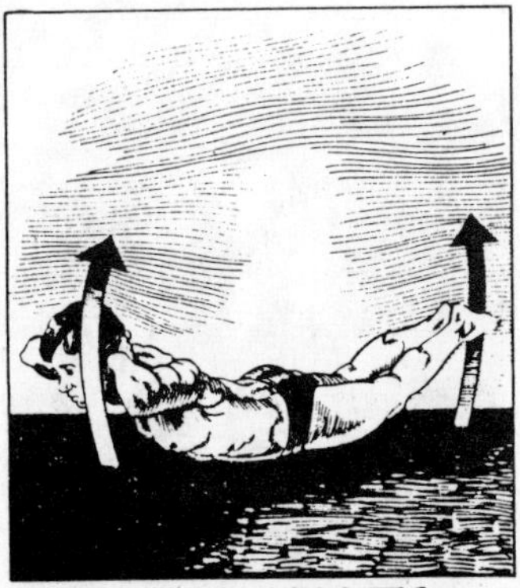

4. **拱背**。躺在地板上面和腳趾朝下，雙手手掌放在後頸部。保持肘部和肩膀一致，將腳和身體的前半部儘可能的從地板上抬高，使背部成拱形，身體以臀部保持平衡。躺在地板上。重複5至30次。

附錄6　鬆弛的練習

鬆弛的練習可以幫助緩和肌肉的緊張和保證會有一個深沉而放鬆的睡眠；因此強化身體的體力去對抗疾病。

技術

*選擇一個溫暖、寧靜又暗的房間。

*放鬆任何緊身的衣服。

*保持適當的通風，不要有通風的裝置。

*雙腳分開站立。

*開始，閉雙眼，三分鐘的深呼吸練習，用你的鼻子呼吸不要控制。每一次你呼出的時候，心裡默唸「放鬆」這個字，想像你的身體柔軟而笨重。

＊然後，一個一個的搖動你的手、腳、手臂和腿，直到他們感到放鬆。

＊現在你已經準備好開始放鬆練習一～十四。

＊慢慢的、有規律的做所有的練習。

＊重複所有的練習許多次，直到所有的壓力消失，而你感到放鬆。

＊每一個從頭到尾的練習，保持閉上的雙眼，經由專心練習的動作上概略所有其他的思想。

＊以躺在床上或地板上作為結束，雙眼閉上。

——從頭到腳工作，用心檢查你身體每一個部份都是放鬆的。

——無論何時有一點緊張，繃緊這個緊張的地方，然後放鬆。想像緊張的肌肉，當作是一種緊握的拳頭，讓它逐漸的打開和放鬆。

——最後，你鼻子的呼吸慢慢穩定，專心在你自己的呼吸上五分鐘。

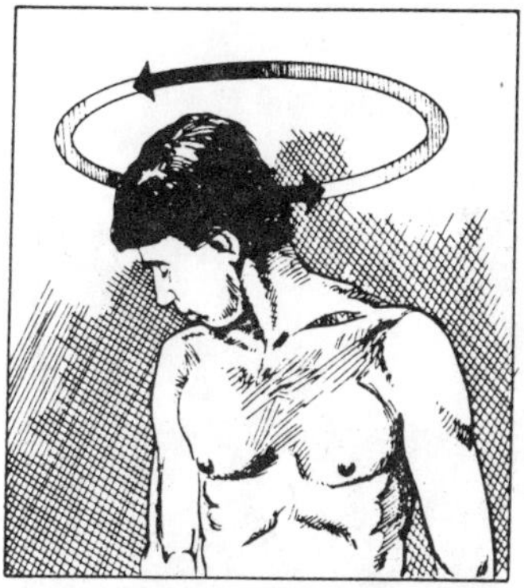

1. **轉動脖子**。以順時鐘和逆時鐘方向旋轉脖子。

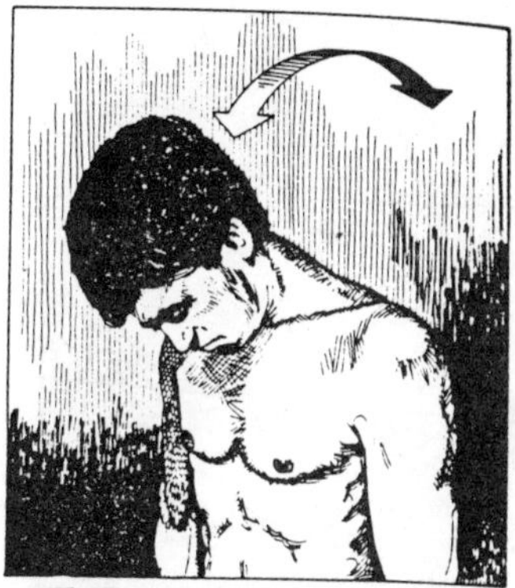

2. **垂頭**。頭向前垂，然後向後垂。

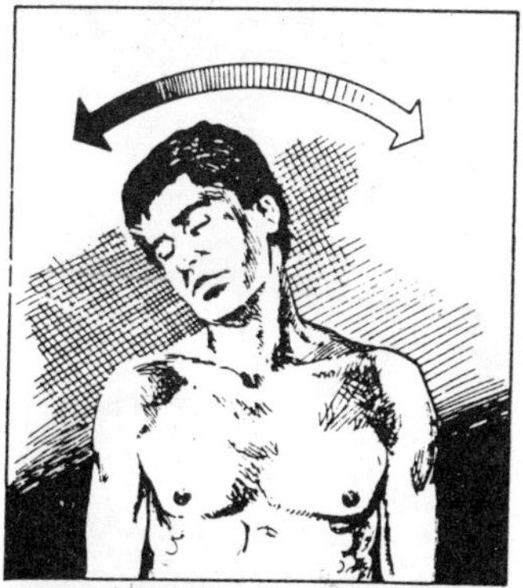

3. **搖動頭**。把頭斜向左邊，然後斜向右邊。

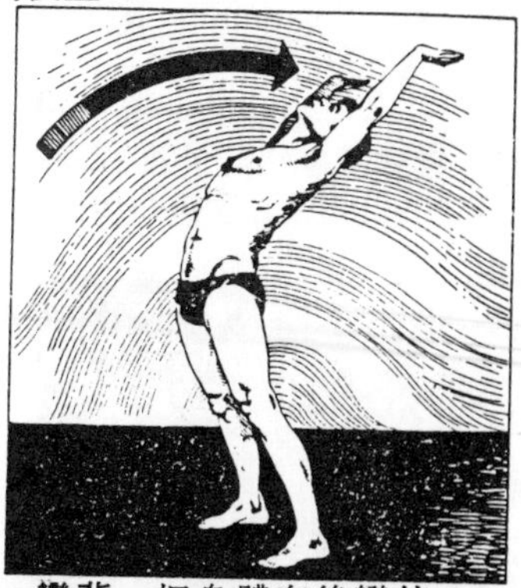

4. **彎背**。把身體向後彎使它能垂下，然後保持住。

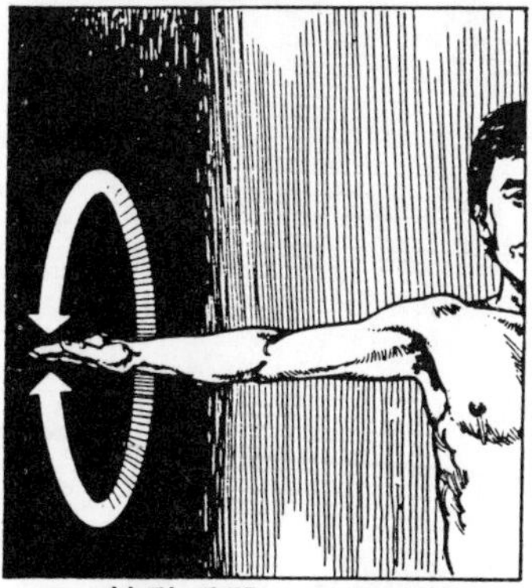

5. **轉動手臂**。以順時鐘和逆時鐘方向轉動左手臂，然後換右手臂。

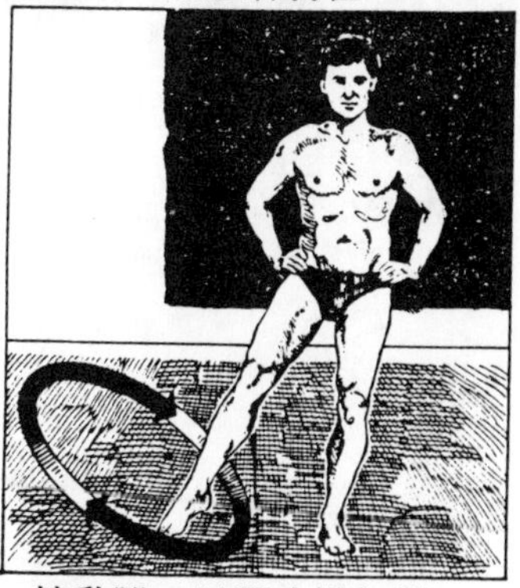

6. **轉動腿**。以順時鐘和逆時鐘方向轉動左腿，然後換右腿。

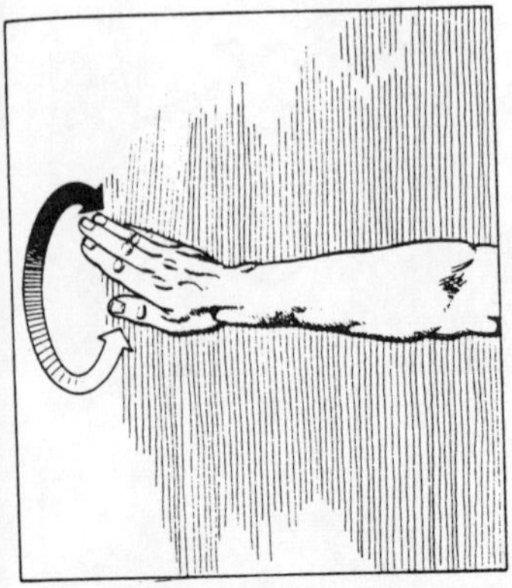

7. **轉動手**。以順時鐘和逆時鐘方向轉動左手，然後換右手。

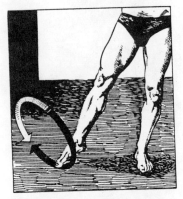

8. **轉動足部**。以順時鐘和逆時鐘方向轉動左足部，然後換右足部。

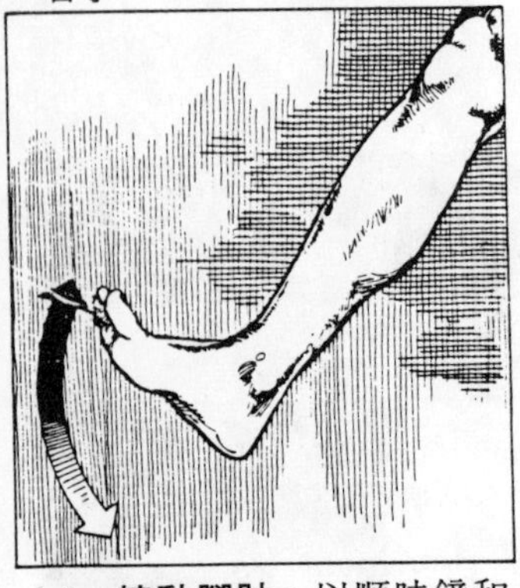

9. **轉動腳趾**。以順時鐘和逆時鐘方向轉動左腳趾，然後換右腳趾。

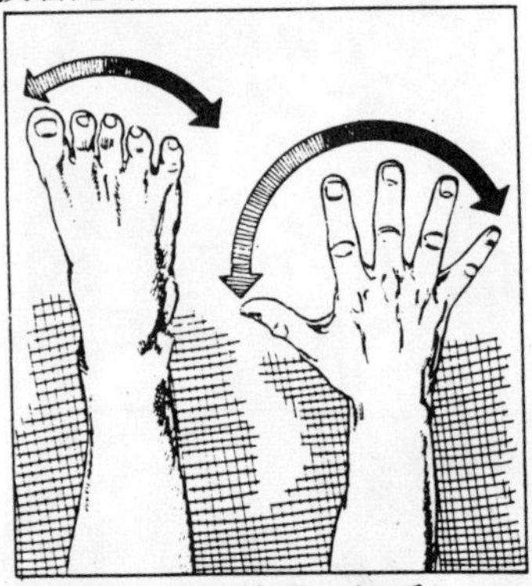

10. **手指和腳趾伸展**。把手指伸展分開，然後放鬆。腳趾重複做。

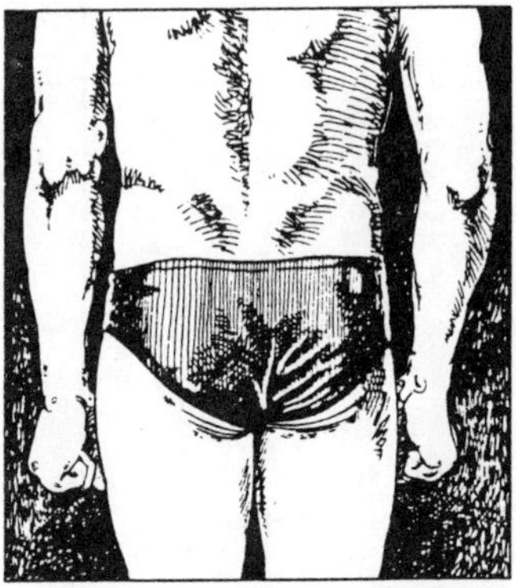

11. **臀部和屁股的緊繃**。緊繃臀部和屁股，然後放鬆。

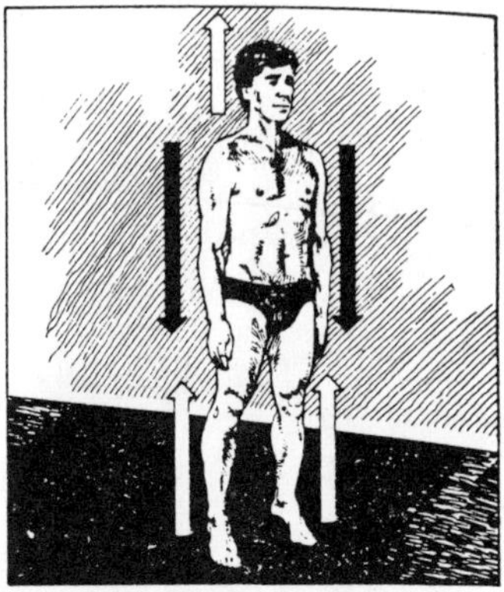

12. **身體的伸展**。用力把身體往上提，肩膀和手臂往下。放鬆。

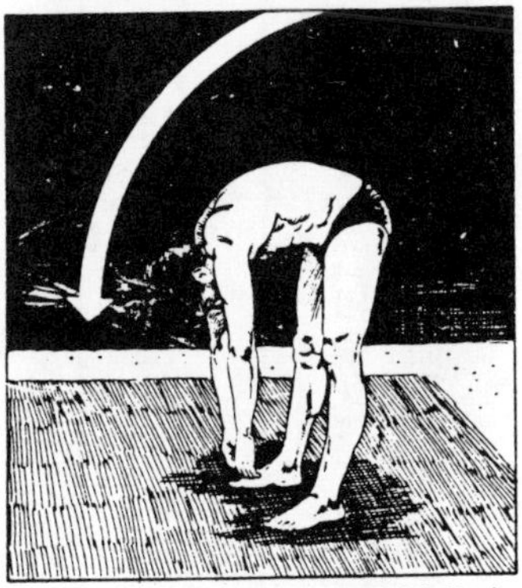

13. **身體下垂**。向前彎曲身體，手臂放鬆垂下。

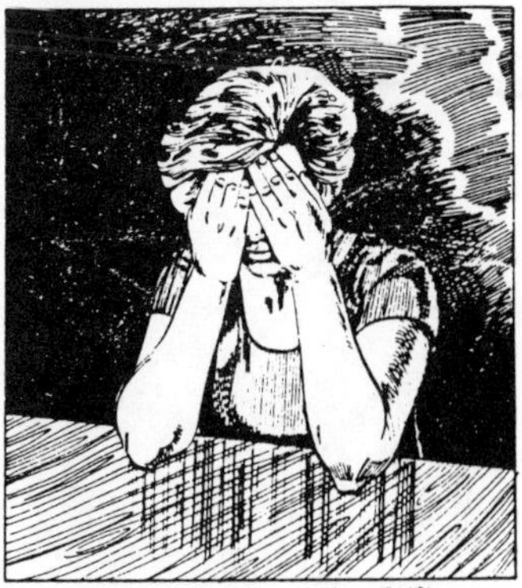

14. **眼睛休息**。用手和手掌蓋住眼睛讓頭休息。

附錄7 氣功

氣功的自我按摩是中國的一種方法，它可以放鬆和讓身體精力充沛來治療壓力和疲倦。它也可以改善循環和刺激內部的器官。氣功的治療迅速而簡單。它幾乎在任何地方都可以做。如家裡，在午休時或在火車上旅行。

指示

*選擇一個安靜的房間。
*站在有新鮮空氣的窗戶旁。
*閉上眼睛。
*開始一分鐘的深呼吸，用你的鼻子吸氣和吐氣，不要控制你的呼吸。專心在你每個呼吸的聲音和長度。

*氣功練習的過程，當你在做每一個動作時保持閉上的眼睛。

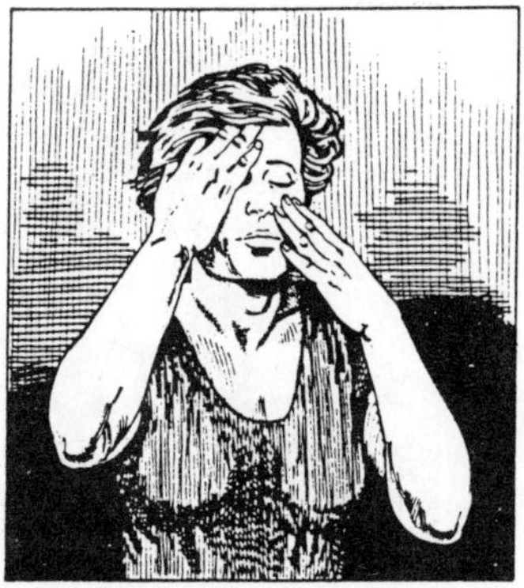

1. **乾洗臉**。用雙手手掌在一起摩擦直到它們發熱。然後擦臉。重複3次。

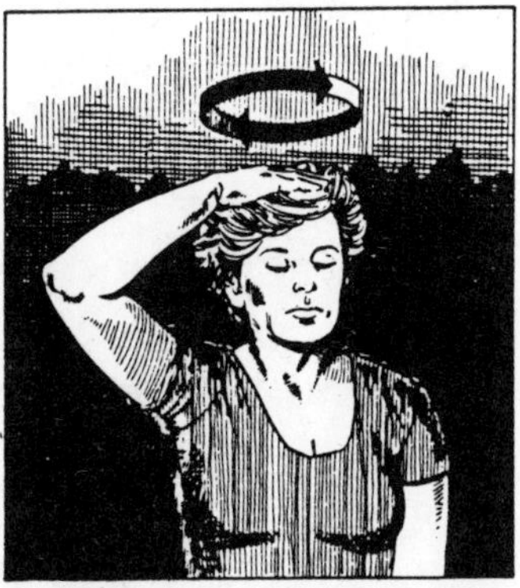

2. **按摩頭皮**。將左手手掌放在頭頂上。以順時鐘方向輕輕做摩擦循環的動作。然後用右手掌以反時鐘方向摩擦。每個方向10次。

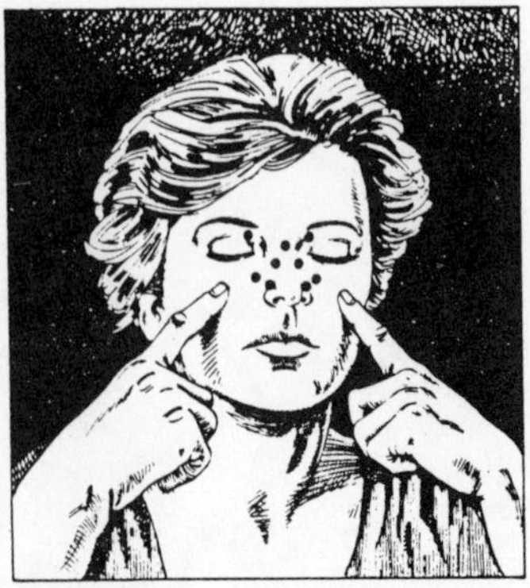

3. 面指。用手指在鼻孔附近做小的循環動作，檢查鼻座、鼻樑、前額的眼睛之間和眉毛的下方。

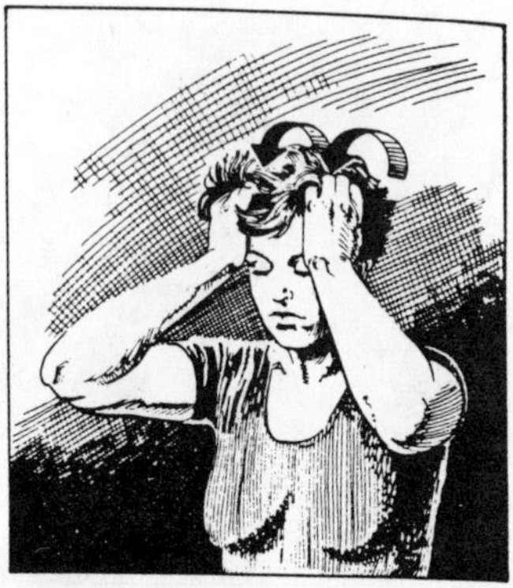

4. 摩擦頭皮。頭向前彎。用手指緊抱頭髮。然後用手指摩擦頭髮到脖子的頸背。重複5次。

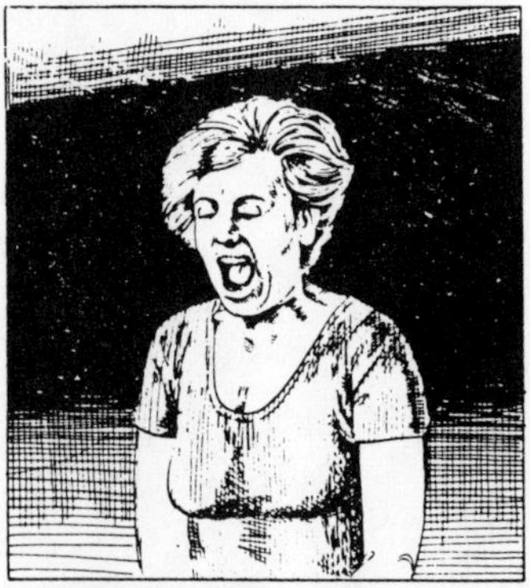

5. 顎的伸展。將顎盡可能的打開，然後放鬆。牙齒合在一起10次。將牙齒緊合在一起，然後放鬆。牙齒合在一起10次。重複3次。

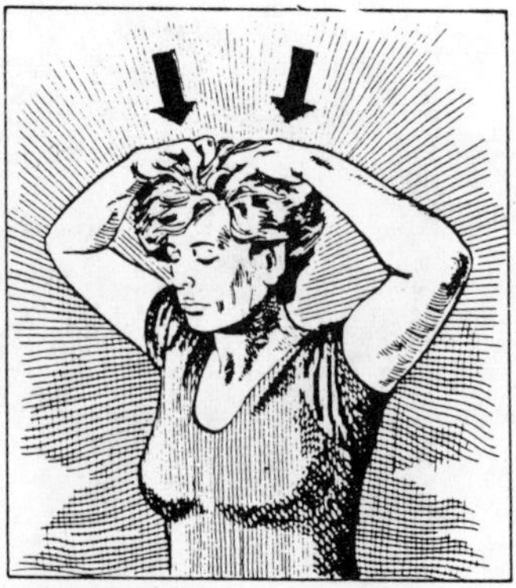

6. 頭皮擠壓。將手指張開分別壓住一條線。在頭中央的兩側。然後用雙拳的指關節敲擊這條線。

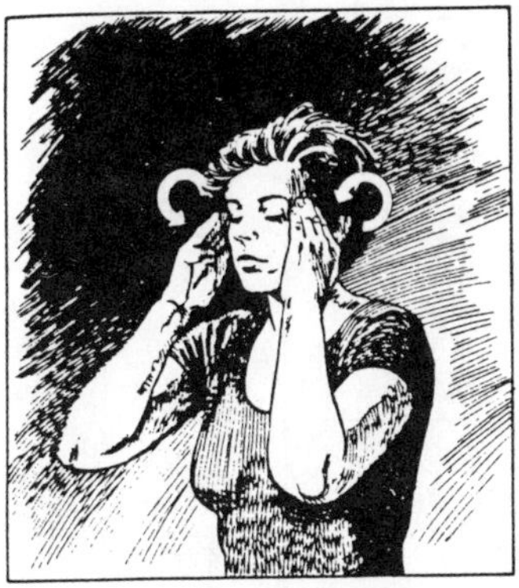

7. 太陽穴和前額的按摩。用手指輕輕的以順時鐘及反時鐘方向做循環動作10次來按摩太陽穴。然後按摩前額。

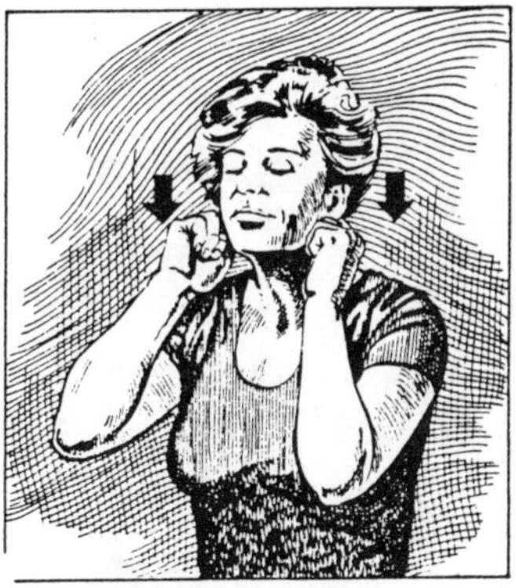

8. 耳朵的施壓和拉耳朵。用大拇指和食指壓擠全耳20次。然後把耳垂向下拉20次。

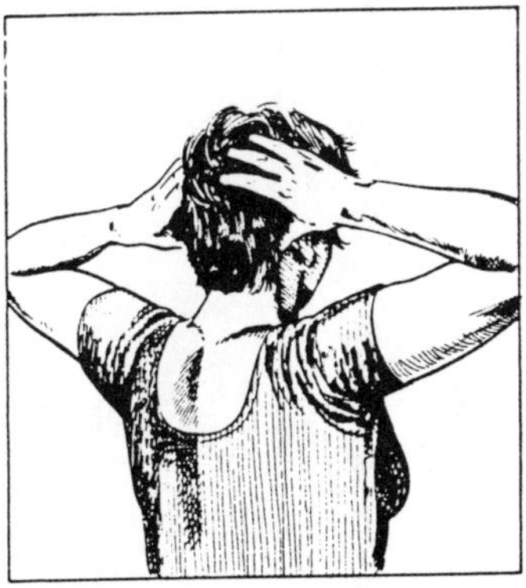

9. 後腦的按摩。頭向前彎，按摩頭後面的兩個骨塊。然後用手指有規律的壓頸部垂直的肌肉。

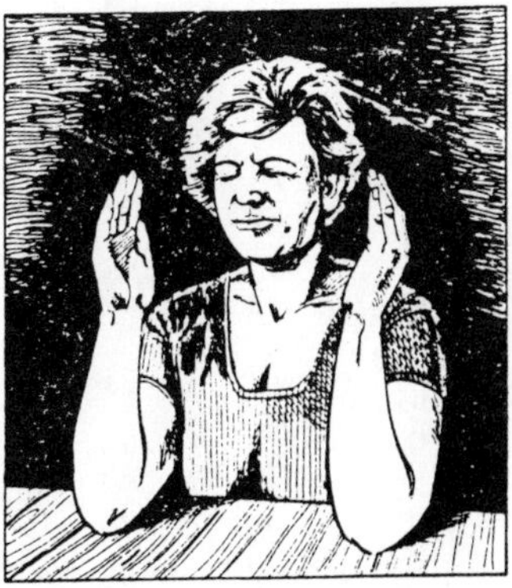

10. 眼睛提神。將眼睛緊緊的閉上。放鬆。重複5次，然後用手蓋住臉。向前彎，慢慢的讓眼睛在手掌內休息六十秒。

附錄8　身體按摩

身體按摩是和你的愛人或最好的朋友分享放鬆最好的一種方式，它也是一種緩和緊張、放鬆睡眠或做愛前奏的方法。

技術

*一起洗個熱水浴，可以清潔和放鬆身體。

*等水乾了之後，放一條毯子在床上或地板上，用來吸收多餘的按摩油。

*被按摩的人應該躺下，閉上雙眼，然後做一分鐘的深呼吸來放鬆。

*按摩的人應該把按摩油塗滿被按摩者的全身（用嬰兒油或擦身體的油，你也可以用自然的油和有草香味的，在健康食品店可買到）。

*用手不同的部位按摩，如打開掌、指關節、手根、手指、拇指指尖和手側。

＊各種不同的按摩方法，向下壓、循環動作、縱長的動作、快速規則的壓擠、從身體的中間向外揉壓。

＊散佈按摩：

——輕輕的按摩身體上很少碰觸的毛髮。

——輕輕的捏、摩擦、咬和拍打。

＊為了性愛的效果，可以在頸背、耳垂、乳頭、腰部、鼠蹊、臀部、手臂和腿的內側、足裸、手指、腳趾和腳底做特別的按摩。

＊最後用毛巾把油擦乾淨。然後用舌頭舔遍身體，在潮濕的地方緩慢的呼吸。

＊轉動身體，然後按摩其他的地方。

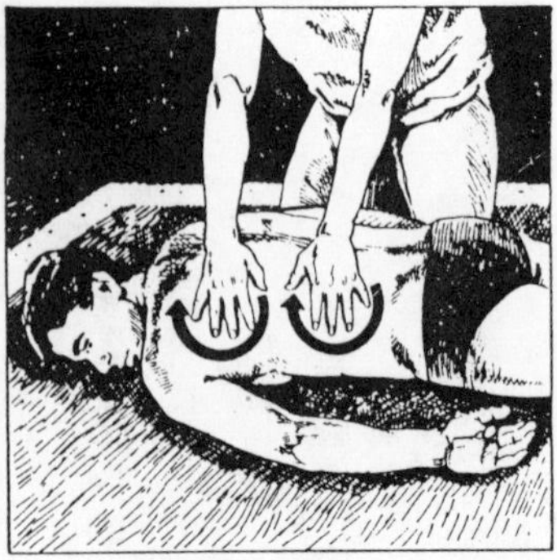

1. **打開手**。以適度的壓力做循環的動作。

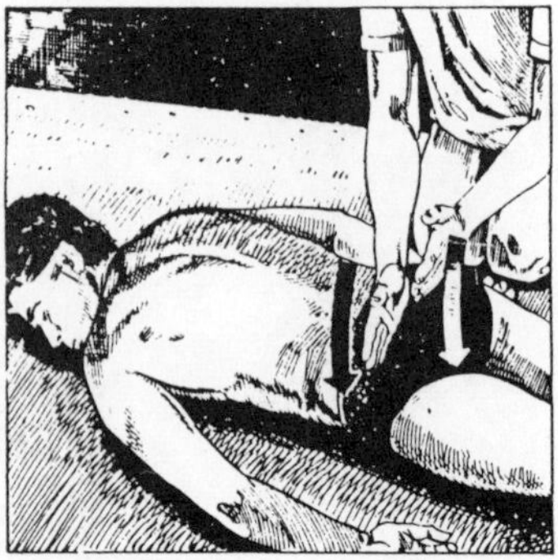

2. **空手斬**。快速在身體縱的方向斬。

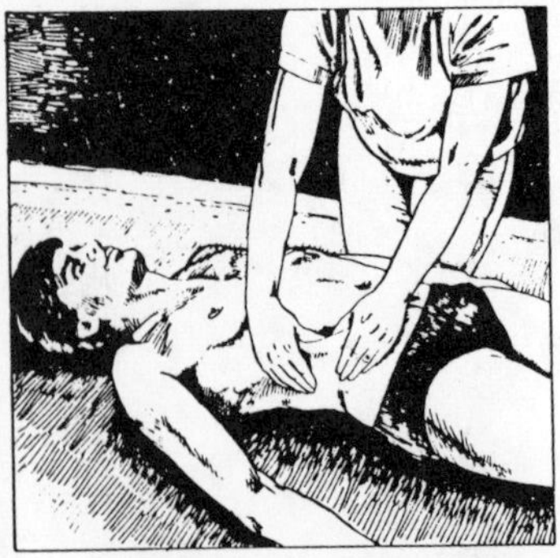

3. **指捏**。用手指像捏麵團一樣捏。

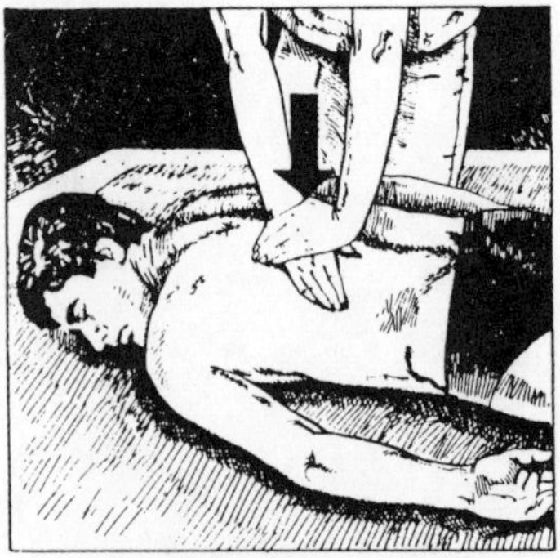

4. **用身體力量壓**。只有在背的中央。

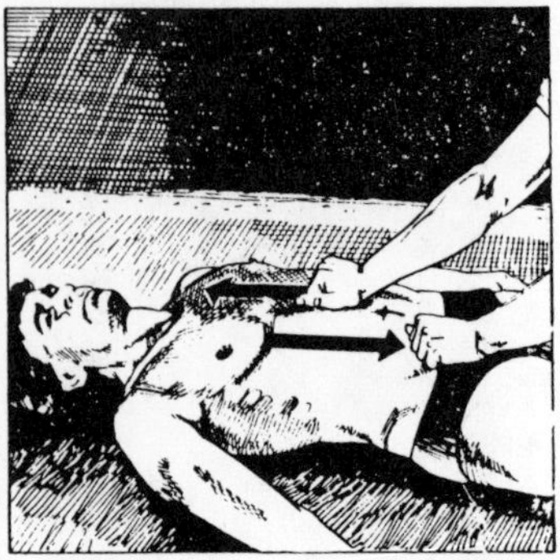

5. **指關節摩擦**。使用緊握的拳頭。

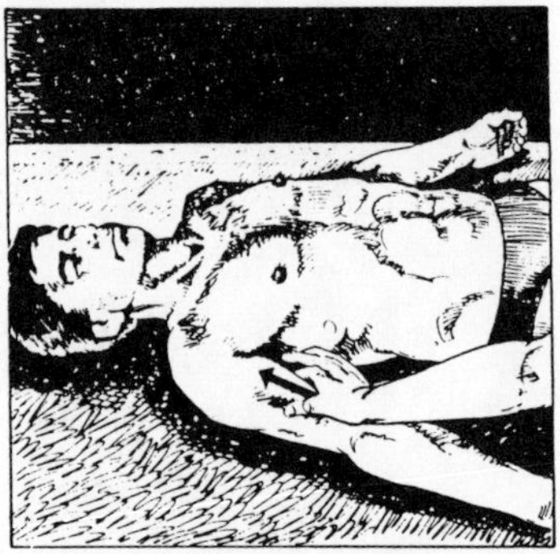

6. **大拇指和食指中間的溝摩擦**。特別是手臂和腿。

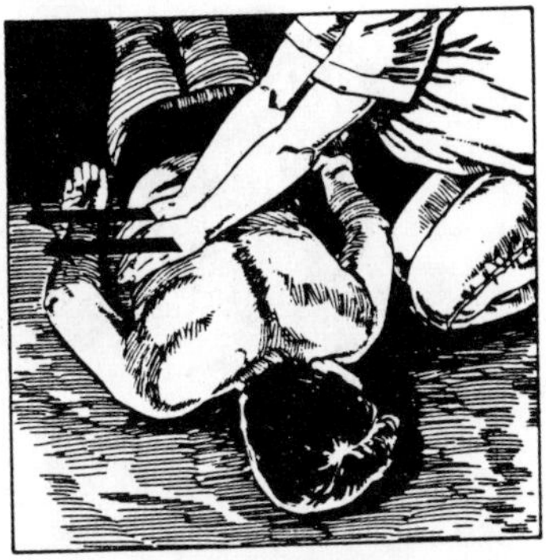

7. **手根**。從身體的中央將肉向外壓。

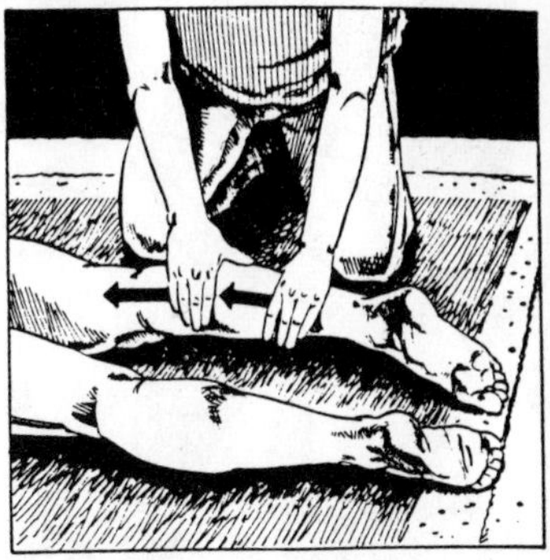

8. **活潑的按摩**。經由摩擦產生熱。

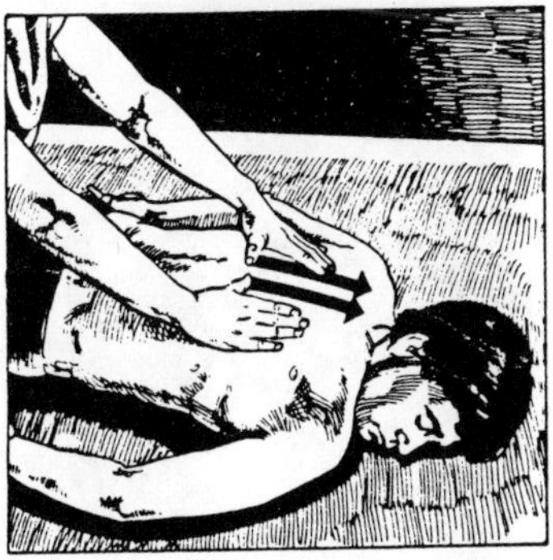

9. **拇指指壓**。特別在脊椎的上下。

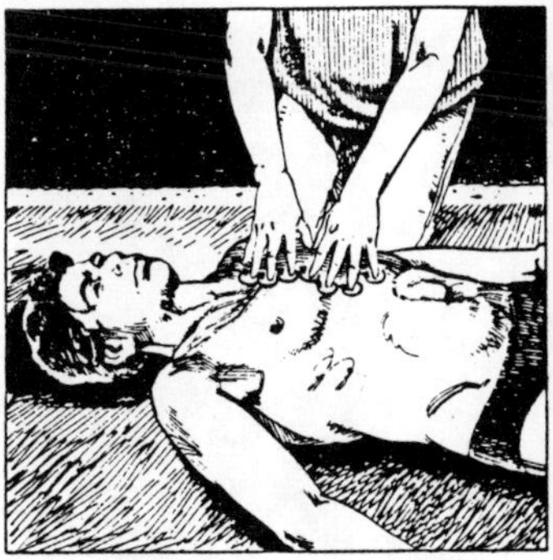

10. **指端的旋轉**。用分開或一起的指尖。

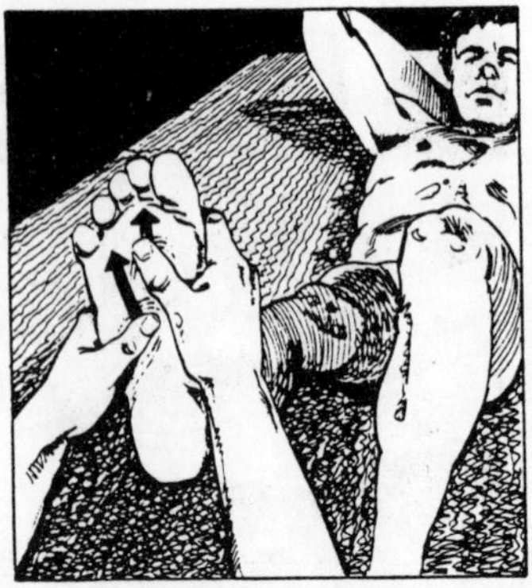

11. **腳**。用單一的拇指在腳趾之間用力指壓。

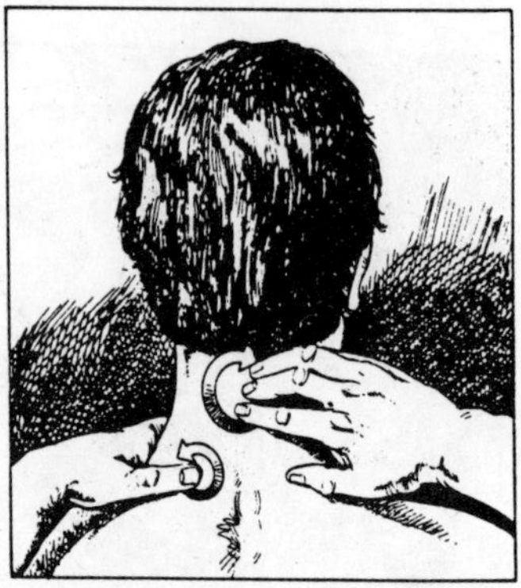

12. **脖子和肩膀**。定點做小旋轉的動作。

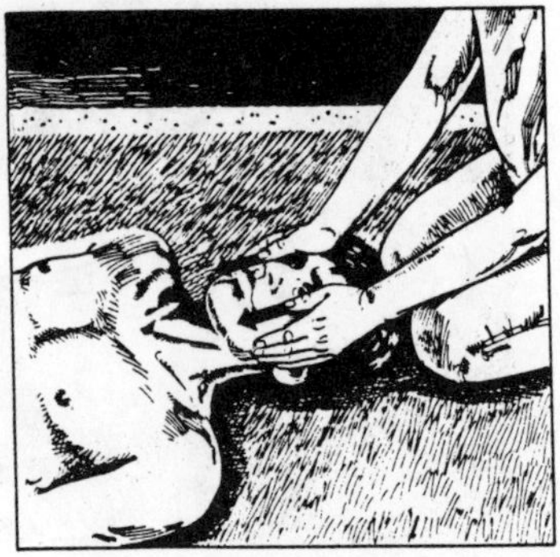

13. **臉**。由臉的中央向外壓和輕撫。

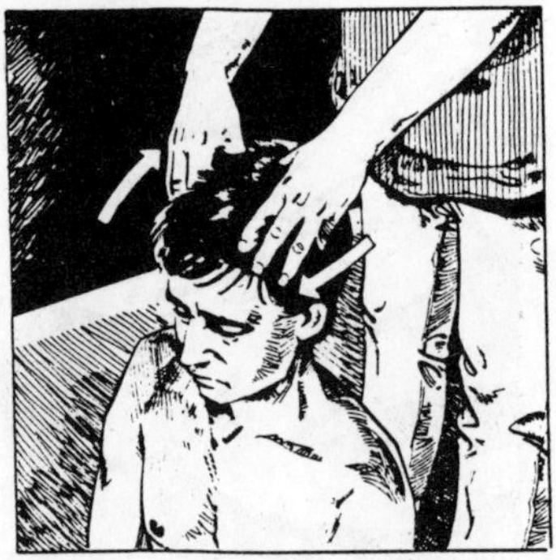

14. **頭皮**。活潑的按摩，輕抓並柔和的拉頭髮。

附錄9　指　壓

指壓能夠幫助緩和緊張、痛苦和慢性病。無論何時都會有一對穴點在身體的兩邊，永遠都是兩邊同時治療（除了在手上的穴點明顯地只能一次的治療）。

技　術

＊確定適當的指壓點（通常由痛表示）。
＊應用食指或大拇指的指印（在耳垂上的點用食指和大拇指的指印中間壓）。
＊閉上眼睛。
＊使用(a)持續直接的指壓，(b)快速規則的一壓一放，(c)以快速的循環動作指壓。
＊開始用溫和的壓。假如需要逐漸加強壓力。每次壓一至六分鐘。
＊通常有重複的需要。

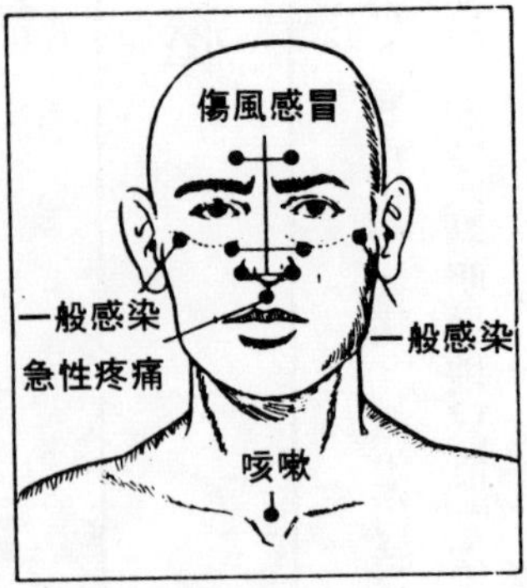
傷風感冒
一般感染
急性疼痛
一般感染
咳嗽

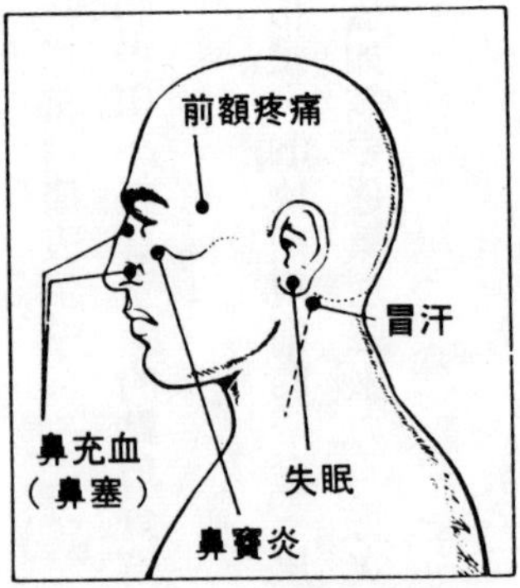
前額疼痛
冒汗
鼻充血
（鼻塞）
失眠
鼻竇炎

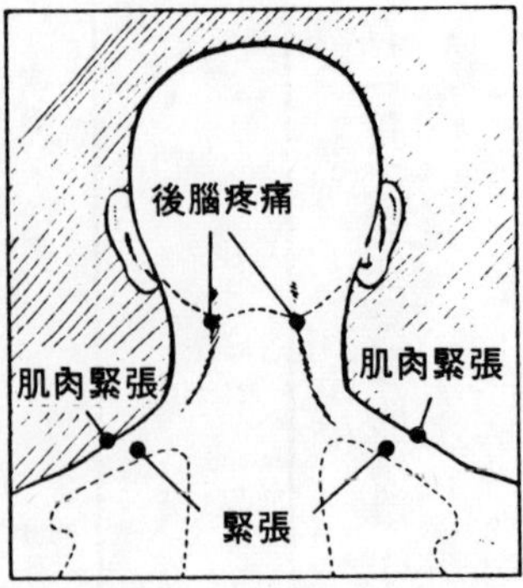
後腦疼痛
肌肉緊張
肌肉緊張
緊張

刺激食慾
疲勞
偏頭痛
慢性
疼痛

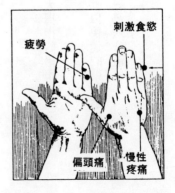

附錄10　食物營養表

每100克/ 3½盎司	能量（卡）	蛋白質（克）	脂肪（克）	醣（克）	鈣（毫克）	鐵（毫克）	維生素A（微克）	維生素B_1（毫克）	微生素B_2（毫克）	菸鹼酸（毫克）	維生素C（毫克）
乳類											
奶油—雙份	447	1.5	48.2	2.0	50	0.2	500	0.02	0.08	0.4	1.0
液體全脂牛奶	65	3.2	3.9	4.6	103	0.1	56	0.05	0.17	0.9	1.5
液體脫脂牛奶	32	3.4	0.1	4.7	108	0.1	1	0.05	0.18	0.9	1.5
脫脂奶粉	339	36.1	0.6	50.4	1230	0.3	550	0.38	0.16	9.5	13.2
天然低脂優酪乳	65	5.1	0.8	10.0	200	0.1	12	0.06	0.25	1.2	0.8
調味低脂優酪乳	89	4.1	0.7	17.9	150	0.1	12	0.05	0.21	1.2	0.7
乳酪類											
捷得爾乾酪	406	26.0	33.5	0	800	0.4	363	0.04	0.50	6.2	0
農村乾酪	96	13.6	4.0	1.4	60	0.1	41	0.02	0.19	3.3	0
乾酪片	283	18.3	22.9	0.9	510	0.7	198	0.02	0.24	0.1	0
羊乳酪	245	16.5	19.9	0	384	0.2	270	0.03	0.11	4.2	0
白色柔軟的乾酪	300	22.8	23.2	0	380	0.8	238	0.09	0.60	6.2	0
肉類											
燻、烤的鹹肉火腿	393	28.1	31.2	0	14	1.3	0	0.57	0.27	12.5	0
牛肉、碎肉、燉煮	229	23.1	15.2	0	18	3.1	0	0.05	0.33	9.3	0
牛肉、燉牛排	223	30.9	11.0	0	15	3.0	0	0.03	0.33	10.2	0
黑布丁、油煎	305	12.9	21.9	15.0	35	20.0	0	0.09	0.07	3.8	0
烘烤雞肉	213	24.4	12.8	0	13	0.5	0	0.05	0.19	13.6	0
醃牛肉	202	25.9	10.9	0	27	2.4	0	0	0.20	9.1	0

每100克/ 3½盎司	能量（卡）	蛋白質（克）	脂肪（克）	醣（克）	鈣（毫克）	鐵（毫克）	維生素A（微克）	維生素B_1（毫克）	微生素B_2（毫克）	菸鹼酸（毫克）	維生素C（毫克）
火腿	166	16.4	11.1	0	4	0.6	0	0.54	0.20	6.3	0
炒豬腎	202	29.2	9.5	0	12	9.1	220	0.41	3.70	20.1	0
烘烤小羊肉	266	26.1	17.9	0	8	2.5	0	0.12	0.31	11.0	0
炒羊肝	237	30.1	12.9	0	8	10.9	30500	0.38	5.65	24.7	18.6
豬肉條	266	12.9	23.8	3.3	39	1.0	0	0.06	0.15	3.9	0
鵝肝	347	13.7	31.9	1.4	14	8.2	8300	0.14	1.32	4.3	0
煮碎豬肉	332	28.5	24.2	0	11	1.2	0	0.66	0.20	11.0	0
牛肉香腸	267	12.9	17.7	15.0	68	1.6	0	0	0.14	9.0	0
牛排和腎片	274	9.3	17.1	22.2	47	1.8	0	0.12	0.25	4.9	0
烘烤火雞	189	26.2	9.4	0	7	0.9	0	0.09	0.16	12.2	0
魚類											
白魚片	77	17.1	0.9	0	22	0.5	1	0.07	0.09	6.0	0
煎鱈魚	235	19.6	14.3	7.5	80	0.5	0	0.06	0.07	4.9	0
未加工的小魚	178	12.6	7.5	16.1	43	0.7	0.2	0.09	0.06	3.5	0
鯡魚	251	16.8	20.4	0	33	0.8	46	0	0.18	7.2	0
鯖魚	282	19.0	22.9	0	24	1.0	45	0.09	0.35	11.6	0
罐裝小鯡魚	126	18.8	5.4	0.7	300	2.7	8	0.02	0.29	11.1	0
罐裝沙丁魚	217	23.7	18.6	0	550	2.9	7	0.04	0.36	12.6	0
油炸鮪魚	289	22.8	22.0	0	7	1.1	0	0.04	0.11	17.2	0
煮明蝦	107	22.6	1.8	0	150	1.1	0	0.03	0.03	7.4	0
蛋類											
水煮蛋	147	12.3	10.9	0	52	2.0	190	0.09	0.47	3.7	0
煎蛋	232	14.1	19.4	0	64	2.5	140	0.07	0.42	4.2	0
脂肪類											
奶油	740	0.4	82.0	0	15	0.2	985	0	0	0.1	0

每100克/ 3½盎司	能量（卡）	蛋白質（克）	脂肪（克）	醣（克）	鈣（毫克）	鐵（毫克）	維生素A（微克）	維生素B_1（毫克）	微生素B_2（毫克）	菸鹼酸（毫克）	維生素C（毫克）
低脂的塗食品果醬	366	0	40.7	0	0	0	900	0	0	0	0
人造奶油	730	0.1	81.0	0	4	0.3	860	0	0	0.1	0
沙拉油	899	0	99.9	0	0	0	0	0	0	0	0
調味劑											
巧克力	529	8.4	30.3	59.4	220	1.6	6.6	0.10	0.23	1.6	0
蜂蜜	288	0.4	0	76.4	5	0.4	0	0	0.05	0.2	0
果醬	262	0.5	0	69.2	18	1.2	2	0	0	0	10
橘子、檸檬等果醬	261	0.1	0	69.5	35	0.6	8	0	0	0	10
白糖	394	0	0	105.3	2	0	0	0	0	0	0
糖漿	298	0.3	0	79.0	26	1.5	0	0	0	0	0
薄荷糖	392	0.5	0.7	102.2	7	0.2	0	0	0	0	0
蔬菜類											
茄子	14	0.7	0	3.1	10	0.4	0	0.05	0.03	1	5
烤黃豆	81	4.8	0.6	15.1	48	1.4	12	0.08	0.06	1.3	0
煮豆	19	1.9	0.2	2.7	22	0.7	67	0.03	0.07	0.8	5
未加工的紅豆	272	22.1	1.7	45.0	140	6.7	0	0.54	0.18	5.5	0
煮黃豆	141	12.4	6.4	9.0	145	2.5	0	0.26	0.16	3.4	0
煮甜菜根	44	1.8	0	9.9	30	0.4	0	0.02	0.04	0.4	5
煮芽甘藍	18	2.8	0	1.7	25	0.5	67	0.06	0.10	0.9	40
生的包心菜	22	2.8	0	2.8	57	0.6	50	0.06	0.05	0.8	55
煮包心菜	15	1.7	0	2.3	38	0.4	50	0.03	0.03	0.5	20
胡蘿蔔	23	0.7	0	5.4	48	0.6	2000	0.06	0.05	0.7	6
煮花椰菜	9	1.6	0	0.8	18	0.4	5	0.06	0.06	0.8	20
芹菜	8	0.9	0	1.3	52	0.6	0	0.03	0.03	0.5	7
葫蘆	29	1.6	0.4	5.0	30	1.5	58	0.05	0.09	0.6	16
黃瓜	10	0.6	0.1	1.8	23	0.3	0	0.04	0.04	0.3	8

每100克/ 3½盎司	能量（卡）	蛋白質（克）	脂肪（克）	醣（克）	鈣（毫克）	鐵（毫克）	維生素A（微克）	維生素B_1（毫克）	微生素B_2（毫克）	菸鹼酸（毫克）	維生素C（毫克）
扁豆	99	7.6	0.5	17.0	13	2.4	3	0.11	0.04	1.6	0
萵苣	12	1.0	0.4	1.2	23	0.9	167	0.07	0.08	0.4	15
香菇	13	1.8	0.6	0	3	1.0	0	0.10	0.40	4.6	3
洋蔥	23	0.9	0	5.2	31	0.3	0	0.03	0.05	0.4	10
煮白筍	56	1.3	0	13.5	36	0.5	0	0.07	0.06	0.9	10
煮豌豆	72	6.0	0.9	10.7	35	1.6	50	0.3	0.09	1.6	12
加工的罐頭豌豆	86	6.9	0.7	18.9	33	1.8	10	0.1	0.04	1.4	0
綠辣椒	12	0.9	0	2.2	9	0.4	33	0.08	0.03	0.9	100
煮馬鈴薯	76	1.8	0.1	18.0	4	0.4	0	0.2	0.02	1.2	5-9
油炸馬鈴薯片	533	6.3	35.9	49.3	37	2.1	0	0.19	0.07	6.1	17
油煎馬鈴薯片	234	3.6	10.2	34.0	14	0.84	0	0.2	0.02	1.5	6-14
烘馬鈴薯片	162	3.2	4.2	29.8	1	0.8	0	0.1	0.04	3.1	12
烤馬鈴薯	150	3.0	4.5	25.9	10	0.62	0	0.2	0.02	1.3	5-12
煮菠菜	30	5.1	0.5	1.4	136	4.0	1000	0.07	0.15	1.8	25
甜玉米罐頭	85	2.9	1.2	16.8	4	0.5	4	0.04	0.06	1.8	0
甜馬鈴薯	91	1.2	0.6	21.5	22	0.7	4000	0.10	0.06	1.2	25
生番茄	14	0.9	0	2.8	13	0.4	100	0.06	0.04	0.8	20
煮大頭菜	14	0.7	0.3	2.3	55	0.4	0	0.03	0.04	0.6	17
水田芹	14	2.9	0	0.7	220	1.6	500	0.10	0.10	1.1	60
煮甘薯	119	1.6	0.1	29.8	9	0.3	2	0.05	0.01	0.8	2
水果類											
蘋果	46	0.3	0	11.9	4	0.3	5	0.04	0.02	0.1	5
杏仁罐頭	106	0.5	0	27.7	12	0.7	.166	0.02	0.01	0.4	2
杏仁乾	182	4.8	0	43.4	92	4.1	600	0	0.2	3.8	0
酪梨	223	4.2	22.2	1.8	15	1.5	17	0.1	0.10	0.8	15
香蕉	76	1.1	0	19.2	7	0.4	33	0.04	0.07	0.8	10

每100克/ 3½盎司	能量（卡）	蛋白質（克）	脂肪（克）	醣（克）	鈣（毫克）	鐵（毫克）	維生素A（微克）	維生素B_1（毫克）	微生素B_2（毫克）	菸鹼酸（毫克）	維生素C（毫克）
黑葡萄乾	28	0.9	0	6.6	60	1.3	33	0.03	0.06	0.4	200
櫻桃	47	0.6	0	11.9	16	0.4	20	0.05	0.07	0.4	5
棗	248	2.0	0	63.9	68	1.6	10	0.07	0.04	2.9	0
無花果	213	3.6	0	52.9	280	4.2	8	0.10	0.08	2.2	0
醋栗	14	0.9	0	2.9	24	0.3	25	0.03	0.03	0.5	31
葡萄	63	0.6	0	16.1	19	0.3	0	0.04	0.02	0.3	4
葡萄柚	22	0.6	0	5.3	17	0.3	0	0.05	0.02	0.3	40
檸檬汁	7	0.3	0	1.6	8	0.1	0	0.02	0.01	0.1	50
芒果	59	0.5	0	15.3	10	0.5	200	0.03	0.04	0.4	30
甜瓜	23	0.8	0	5.2	16	0.4	175	0.05	0.03	0.3	50
橘子	35	0.8	0	8.5	41	0.3	8	0.10	0.03	0.3	50
柳澄汁	38	0.6	0	9.4	12	0.3	8	0.08	0.02	0.3	25-45
桃子	37	0.6	0	9.1	5	0.4	83	0.02	0.05	1.1	8
罐裝桃子	87	0.4	0	22.9	4	0.4	41	0.01	0.02	0.6	4
梨子	41	0.3	0	10.6	8	0.2	2	0.03	0.03	0.3	3
罐裝鳳梨	46	0.5	0	11.6	12	0.4	7	0.08	0.02	0.3	20-40
李子	32	0.6	0	7.9	12	0.3	37	0.05	0.03	0.6	3
乾梅	161	2.4	0	40.3	38	2.9	160	0.10	0.20	1.9	0
覆盆子	25	0.9	0	5.6	41	1.2	13	0.02	0.03	0.5	25
甜大黃根	45	0.5	0	11.4	84	0.3	8	0	0.03	0.4	70
草莓	26	0.6	0	6.2	22	0.7	5	0.02	0.03	0.5	60
無子葡萄乾	250	1.8	0	64.7	52	1.8	5	0.1	0.08	0.6	0
穀類											
巧克力餅	524	5.7	27.6	67.4	110	1.7	0	0.03	0.13	2.7	0
消化餅	471	6.3	20.9	68.6	92	3.2	0	0.14	0.11	2.4	0
半甜餅	457	6.7	16.6	74.8	120	2.1	0	0.13	0.08	2.9	0
黑麵包	217	8.4	2.0	44.2	99	2.2	0	0.27	0.10	2.3	0

每100克/ 3½盎司	能量（卡）	蛋白質（克）	脂肪（克）	醣（克）	鈣（毫克）	鐵（毫克）	維生素A（微克）	維生素B_1（毫克）	微生素B_2（毫克）	菸鹼酸（毫克）	維生素C（毫克）
白麵包	230	8.2	1.7	48.6	105	1.6	0	0.21	0.06	2.3	0
全麥麵包	215	9.0	2.5	41.6	54	2.7	0	0.34	0.09	1.8	0
玉米片	368	8.6	1.6	85.1	3	6.7	0	1.80	1.60	21.9	0
奶油餅乾	440	9.5	16.3	68.3	110	1.7	0	0.13	0.08	3.4	0
裸麥脆餅	321	9.4	2.1	70.6	50	3.7	0	0.28	0.14	2.9	0
白麵	337	9.4	1.3	76.7	140	2.0	0	0.31	0.04	3.5	0
全麥麵	306	12.7	2.2	62.8	38	3.9	0	0.47	0.09	8.3	0
燕麥粥	374	10.9	9.2	66.0	52	3.8	0	0.90	0.09	3.3	0
糙米	359	7.0	1.0	85.8	4	0.5	0	0.41	0.02	5.8	0
意大利麵條	342	12.0	1.8	74.1	25	2.1	0	0.22	0.03	3.1	0
核果類											
杏仁	565	16.9	53.5	4.3	250	4.2	0	0.24	0.92	4.7	0
乾椰仁	604	5.6	62.0	6.4	22	3.6	0	0.06	0.04	1.8	0
鹹烤花生	570	24.3	49.0	8.6	61	2.0	0	0.23	0.10	21.3	0
糕餅類											
巧克力蛋糕	500	5.8	30.9	53.1	130	1.6	298	0.07	0.09	2.0	0
醋粟圓形麵包	296	7.6	7.5	52.7	110	1.9	0	0.37	0.16	3.1	0
水果蛋糕	322	4.9	12.5	50.7	84	3.2	0	0.07	0.09	1.3	0
果醬餡餅	368	3.3	13.0	63.4	72	1.7	0	0.06	0.02	1.2	0
素餅	393	5.4	16.9	58.4	42	1.1	0	0.06	0.11	1.6	0
甜點											
蘋果派	369	4.3	15.5	56.7	51	1.2	0	0.05	0.02	0.4	0
麵包和奶油布丁	157	6.1	7.7	16.9	130	0.6	78	0.07	0.23	1.8	0
乳酪餅	239	5.2	10.6	32.8	68	0.5	0	0.04	0.16	1.7	0
霜淇淋	118	3.8	4.4	16.7	140	0.1	38	1.05	0.20	1.0	0

每100克/ 3½盎司	能量（卡）	蛋白質（克）	脂肪（克）	醣（克）	鈣（毫克）	鐵（毫克）	維生素A（微克）	維生素B_1（毫克）	微生素B_2（毫克）	菸鹼酸（毫克）	維生素C（毫克）
牛奶冰淇淋	165	3.3	8.2	20.7	120	0.3	0	0.04	0.15	0.9	0
米布丁	131	4.1	4.2	20.4	30	0.1	33	0.04	0.14	1.1	0
乳脂鬆糕	165	2.2	9.2	19.5	68	0.3	50	0.06	0.10	0.6	0
飲料類											
巧克力	366	5.5	6.0	77.4	33	2.4	2	0.06	0.04	2.1	0
可可	312	18.5	21.7	11.5	130	10.5	7	0.16	0.06	7.3	0
研磨咖啡	3	0.3	0	0.4	3	0.1	0	0	0	0.6	0
即溶咖啡	100	14.6	0	11.0	140	4.6	0	0.04	0.21	27.9	0
碳酸飲料	38	0.0	0	10.0	4	0.1	0	0	0	0	0
茶	0	0	0	0	0	0	0	0	0.90	6	0
果汁汽水	98	0	0	26.1	11	0.1	0	0	0.01	0.1	5
生啤酒	37	0	0	2.3	8	0	0	0	0.03	0.17	0
雪碧汽水	222	0	0	0	0	0	0	0	0	0	0
酒	89	0	0	2.5	10	0.4	0	0	0	0.1	0
蘋果汁	43	0	0	2.9	5	0.2	0	0	0	0	0
其他											
咖哩粉	325	12.7	13.8	41.8	478	29.6	99	0.25	0.28	3.5	11
酵母	179	41.4	0.7	1.8	95	3.7	0	3.10	11.00	67.0	0
花生醬	623	22.6	53.7	13.1	37	2.1	0	0.17	0.10	15.0	0
醬油	56	5.2	0.5	8.3	65	4.8	0	0.04	0.17	1.8	0
番茄湯	55	0.8	3.3	5.9	17	0.4	35	0.03	0.02	0.6	0
番茄醬	98	2.1	0	24.0	25	1.2	0	0.06	0.05	0.3	0
甜醃醬	134	0.6	0.3	34.4	19	2.0	0	0.03	0.01	0.2	0
沙拉醬	311	1.9	27.4	15.1	34	0.8	0	0	0	0	0

愛滋病／人類免疫缺乏症病毒患者人權憲章

這是世界第一個「愛滋病人權憲章」

在一九八七年由大英帝國愛滋病祈禱組織發行

出現在一九八八年一月倫敦世界衛生部長的愛滋病高峰會議上

1　我們請求政府拒絕各種企圖譴責或代罪羔羊的非洲人和其他的黑人、同性戀者、雙性戀男性、注射藥物者，或因全國流行的愛滋病而有血友病者；我們強烈主張政府整合所有的國家全心全力對抗疾病。

2　我們請求政府採取憐憫和有建設性的行動，而不是以非難和鎮壓的方式來對抗愛滋。

3　我們請求政府保護公民和愛滋病／人類免疫缺乏症病毒患者的人權；這些權利能夠意識到從人類免疫缺乏症病毒感染的高度危險，如非洲人和其他的黑人，同性戀者和雙性戀男性，注射藥物者，或有血友病的人。

4　我們請求政府拒絕以權力去扣留在醫院的愛滋病／人類免疫缺乏症病毒，隔離他們或侵害他們的意願。

5　我們請求政府拒絕強迫他們的民衆做愛滋病／人類免疫缺乏症病毒測試的計劃，也反對一般或隨意未經許可的醫院病人做人類免疫缺乏症病毒測試。

6　我們請求政府保證愛滋病／人類免疫缺乏症病毒患者和他們的醫師之間不准洩漏機密的原則。

7　我們請求政府提出健康的愛滋病／人類免疫缺乏症病毒患者，可在國家間自由旅行的承諾；因為政府已經利用一個禁令在愛滋病／人類免疫缺乏症病毒患者，外國人的進入，希望廢止這些旅行的限制。

8　我們請求政府制定反歧視法令以保護愛滋病／人類免疫缺乏症病毒患者，同時也保護意識到從人類免疫缺乏症病毒感染高度危險的人，來自於找工作、租屋、教育、健康照護、保險、和其他公共和私人服務糧食供應的歧視。

9　我們請求政府給予所有愛滋病／人類免疫缺乏症病毒患者公平的資源、保護、權利和利益；拒絕分裂和特殊的任何企圖區分愛滋病／人類免疫缺乏症病毒患者，「清白」和「

有罪」的類別。

10 我們請求政府在東西方富裕的工業國家透過世界衛生組織的合作，集合更大的努力以支援貧窮國家對抗愛滋病，剛開始可以給予減少愛滋病危險的教育和廣告，治療心臟的血液和血的產品，殺菌消毒的用品，人類免疫缺乏症病毒抗體及抗原的測試器具，保險套和醫療訓練團的財力支援。

11 我們請求政府建立一個全年度的愛滋病教育和廣告，包括在少數種族語言的教育和廣告視覺障礙者的點字，以及聽力障礙的標誌語言和說明字幕，利用收音機、電視、報紙、街頭招牌和發給所有住戶的廣告傳單。

12 我們請求政府發起愛滋病預防教育和廣告，確保愛滋病／人類免疫缺乏症病毒患者的尊嚴和人性；反對以責難和誹謗的方式描述這人，或是將他們刻畫成消極和無助的「犧牲者」或「遭難者」。

13 我們請求政府使愛滋病教育和廣告沒有譁衆取寵，在每天的語言中教化、坦誠性的自由，甚至在醫學上的行話，預防因壓力造成公衆的驚慌和偏見，愛滋病／人類免疫缺乏症病毒並不是很容易傳播，歧視愛滋病／人類免疫缺乏症病毒患者是錯的，並與政府的政策對立。

14　我們請求政府立法使愛滋病預防和「安全性行為」教育，強制在所有的中等教育建立起來。

15　我們請求政府提供瞭解愛滋病的教育，訓練所有健康照護人員。

16　我們請求政府，特別是富裕的國家，增加愛滋病研究的基金，透過世界衛生組織使所有的政府和製藥公司共同合作，分享他們的研究設備和發現。

17　我們請求政府和製藥公司等的努力和資源，來研究發明治療愛滋病／人類免疫缺乏症病毒的疫苗。

18　我們請求政府和國際組織採取個別的和合作的行動，抑制製藥公司因市場上愛滋病和人類免疫缺乏症病毒相關疾病藥物，而獲得極大的利潤。

19　我們請求政府提供免費、最有效的藥物和「選擇性的治療」以對抗有愛滋病或人類免疫缺乏症病毒相關疾病；給愛滋病／人類免疫缺乏症病毒患者特別的醫療、房子、福利、由相關政府的機構支援愛滋病／人類免疫缺乏症病毒的需要。

20　我們請求政府設立臨時的基金，當他們超過他們正常的健康預算時，可以直接給予補助，這些醫院和健康中心是承擔全國流行愛滋病的主力，所以可以在它們已經過於緊張的資源下適當的處理愛滋病／人類免疫缺乏症病毒的測試、諮詢和治療。

21 我們請求政府認識為愛滋病／人類免疫缺乏症病毒患者組織支援團體和自我協助網路者，他們公民的權利；為個人和組織提供和分發愛滋病訊息，以及「安全性行為」的建議，沒有控訴和迫害的恐懼。

22 我們請求政府提供財務給志願和自我協助的組織，提供愛滋病的訊息和支持一般的大衆，讓大家意識來自人類免疫缺乏症病毒感染的危險，和認識愛滋病／人類免疫缺乏症病毒患者。

23 我們請求政府採取「變通的反應」，治療政策趨向於注射藥物者，提供他們新的注射器和針頭，免費或以舊換新。

愛滋病的發病過程

病　毒　感　染

↓

經數週或數月出現急性症狀：
淋巴腺腫、脾腫、出汗、發燒、疲倦、皮膚發疹、肌肉關節疼痛、咽喉疼痛。

↓

經數天或數週痊癒進入潛伏期半年至十年

↓

全身性淋巴腺腫大

↓

體重急劇減輕（10%以上）、疲倦、夜間盜汗、持續發燒（3個月以上）、下痢、淋巴腺腫大

↓

出現卡波西氏肉瘤、肺囊蟲肺炎、疱疹、白色念珠菌症、梅毒等。

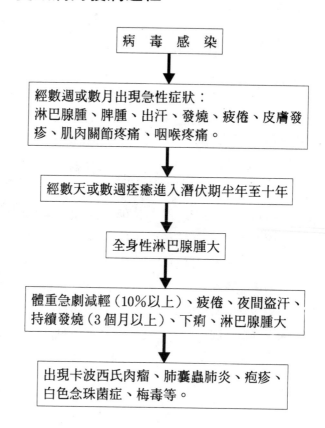

諮詢：

行政院衛生署防疫處	（02）396-2847

檢驗與諮詢：

台灣大學附設醫院	（02）389-8273
台北榮民總醫院	（02）875-7494
台北市立性病防治所	（02）371-9919
三軍總醫院	（02）365-4440
台灣省立桃園醫院	（03）369-9721轉288
中國醫藥學院附設醫院	（04）205-2121轉2136
成大醫學院附設醫院	（06）235-3535轉2646
台南市立醫院	（06）269-1911轉118
高雄醫學院附設醫院	（07）321-4227
榮總高雄分院	（07）346-8299
花蓮門諾會醫院	（038）22-7547

大展出版社有限公司	圖書目錄

地址：台北市北投區11204
致遠一路二段12巷1號
郵撥： 0166955～1
電話：(02) 8236031
8236033
傳眞：(02) 8272069

•法律專欄連載•電腦編號 58

台大法學院 法律學系／策劃
法律服務社／編著

①別讓您的權利睡著了[1]	200元
②別讓您的權利睡著了[2]	200元

•秘傳占卜系列•電腦編號 14

①手相術	淺野八郎著	150元
②人相術	淺野八郎著	150元
③西洋占星術	淺野八郎著	150元
④中國神奇占卜	淺野八郎著	150元
⑤夢判斷	淺野八郎著	150元
⑥前世、來世占卜	淺野八郎著	150元
⑦法國式血型學	淺野八郎著	150元
⑧靈感、符咒學	淺野八郎著	150元
⑨紙牌占卜學	淺野八郎著	150元
⑩ＥＳＰ超能力占卜	淺野八郎著	150元
⑪猶太數的秘術	淺野八郎著	150元
⑫新心理測驗	淺野八郎著	160元

•趣味心理講座•電腦編號 15

①性格測驗１	探索男與女	淺野八郎著	140元
②性格測驗２	透視人心奧秘	淺野八郎著	140元
③性格測驗３	發現陌生的自己	淺野八郎著	140元
④性格測驗４	發現你的真面目	淺野八郎著	140元
⑤性格測驗５	讓你們吃驚	淺野八郎著	140元
⑥性格測驗６	洞穿心理盲點	淺野八郎著	140元
⑦性格測驗７	探索對方心理	淺野八郎著	140元
⑧性格測驗８	由吃認識自己	淺野八郎著	140元
⑨性格測驗９	戀愛知多少	淺野八郎著	140元

⑩性格測驗10　由裝扮瞭解人心　淺野八郎著　140元
⑪性格測驗11　敲開內心玄機　淺野八郎著　140元
⑫性格測驗12　透視你的未來　淺野八郎著　140元
⑬血型與你的一生　淺野八郎著　140元
⑭趣味推理遊戲　淺野八郎著　160元
⑮行爲語言解析　淺野八郎著　160元

•婦 幼 天 地• 電腦編號16

①八萬人減肥成果　黃靜香譯　150元
②三分鐘減肥體操　楊鴻儒譯　150元
③窈窕淑女美髮秘訣　柯素娥譯　130元
④使妳更迷人　成　玉譯　130元
⑤女性的更年期　官舒妍編譯　160元
⑥胎內育兒法　李玉瓊編譯　150元
⑦早產兒袋鼠式護理　唐岱蘭譯　200元
⑧初次懷孕與生產　婦幼天地編譯組　180元
⑨初次育兒12個月　婦幼天地編譯組　180元
⑩斷乳食與幼兒食　婦幼天地編譯組　180元
⑪培養幼兒能力與性向　婦幼天地編譯組　180元
⑫培養幼兒創造力的玩具與遊戲　婦幼天地編譯組　180元
⑬幼兒的症狀與疾病　婦幼天地編譯組　180元
⑭腿部苗條健美法　婦幼天地編譯組　150元
⑮女性腰痛別忽視　婦幼天地編譯組　150元
⑯舒展身心體操術　李玉瓊編譯　130元
⑰三分鐘臉部體操　趙薇妮著　160元
⑱生動的笑容表情術　趙薇妮著　160元
⑲心曠神怡減肥法　川津祐介著　130元
⑳內衣使妳更美麗　陳玄茹譯　130元
㉑瑜伽美姿美容　黃靜香編著　150元
㉒高雅女性裝扮學　陳珮玲譯　180元
㉓蠶糞肌膚美顏法　坂梨秀子著　160元
㉔認識妳的身體　李玉瓊譯　160元
㉕產後恢復苗條體態　居理安•芙萊喬著　200元
㉖正確護髮美容法　山崎伊久江著　180元
㉗安琪拉美姿養生學　安琪拉蘭斯博瑞著　180元

•青 春 天 地• 電腦編號17

①A血型與星座　柯素娥編譯　120元
②B血型與星座　柯素娥編譯　120元

③O血型與星座	柯素娥編譯	120元
④AB血型與星座	柯素娥編譯	120元
⑤青春期性教室	呂貴嵐編譯	130元
⑥事半功倍讀書法	王毅希編譯	150元
⑦難解數學破題	宋釗宜編譯	130元
⑧速算解題技巧	宋釗宜編譯	130元
⑨小論文寫作秘訣	林顯茂編譯	120元
⑪中學生野外遊戲	熊谷康編著	120元
⑫恐怖極短篇	柯素娥編譯	130元
⑬恐怖夜話	小毛驢編譯	130元
⑭恐怖幽默短篇	小毛驢編譯	120元
⑮黑色幽默短篇	小毛驢編譯	120元
⑯靈異怪談	小毛驢編譯	130元
⑰錯覺遊戲	小毛驢編譯	130元
⑱整人遊戲	小毛驢編著	150元
⑲有趣的超常識	柯素娥編譯	130元
⑳哦！原來如此	林慶旺編譯	130元
㉑趣味競賽100種	劉名揚編譯	120元
㉒數學謎題入門	宋釗宜編譯	150元
㉓數學謎題解析	宋釗宜編譯	150元
㉔透視男女心理	林慶旺編譯	120元
㉕少女情懷的自白	李桂蘭編譯	120元
㉖由兄弟姊妹看命運	李玉瓊編譯	130元
㉗趣味的科學魔術	林慶旺編譯	150元
㉘趣味的心理實驗室	李燕玲編譯	150元
㉙愛與性心理測驗	小毛驢編譯	130元
㉚刑案推理解謎	小毛驢編譯	130元
㉛偵探常識推理	小毛驢編譯	130元
㉜偵探常識解謎	小毛驢編譯	130元
㉝偵探推理遊戲	小毛驢編譯	130元
㉞趣味的超魔術	廖玉山編著	150元
㉟趣味的珍奇發明	柯素娥編著	150元
㊱登山用具與技巧	陳瑞菊編著	150元

•健康天地•電腦編號18

①壓力的預防與治療	柯素娥編譯	130元
②超科學氣的魔力	柯素娥編譯	130元
③尿療法治病的神奇	中尾良一著	130元
④鐵證如山的尿療法奇蹟	廖玉山譯	120元
⑤一日斷食健康法	葉慈容編譯	120元

⑥胃部強健法	陳炳崑譯	120元
⑦癌症早期檢查法	廖松濤譯	160元
⑧老人痴呆症防止法	柯素娥編譯	130元
⑨松葉汁健康飲料	陳麗芬編譯	130元
⑩揉肚臍健康法	永井秋夫著	150元
⑪過勞死、猝死的預防	卓秀貞編譯	130元
⑫高血壓治療與飲食	藤山順豐著	150元
⑬老人看護指南	柯素娥編譯	150元
⑭美容外科淺談	楊啟宏著	150元
⑮美容外科新境界	楊啟宏著	150元
⑯鹽是天然的醫生	西英司郎著	140元
⑰年輕十歲不是夢	梁瑞麟譯	200元
⑱茶料理治百病	桑野和民著	180元
⑲綠茶治病寶典	桑野和民著	150元
⑳杜仲茶養顏減肥法	西田博著	150元
㉑蜂膠驚人療效	瀨長良三郎著	150元
㉒蜂膠治百病	瀨長良三郎著	150元
㉓醫藥與生活	鄭炳全著	180元
㉔鈣長生寶典	落合敏著	180元
㉕大蒜長生寶典	木下繁太郎著	160元
㉖居家自我健康檢查	石川恭三著	160元
㉗永恒的健康人生	李秀鈴譯	200元
㉘大豆卵磷脂長生寶典	劉雪卿譯	150元
㉙芳香療法	梁艾琳譯	160元
㉚醋長生寶典	柯素娥譯	180元
㉛從星座透視健康	席拉・吉蒂斯著	180元
㉜愉悅自在保健學	野本二士夫著	160元
㉝裸睡健康法	丸山淳士等著	160元
㉞糖尿病預防與治療	藤田順豐著	180元
㉟維他命長生寶典	菅原明子著	180元
㊱維他命C新效果	鐘文訓編	150元
㊲手、腳病理按摩	堤芳郎著	160元
㊳AIDS瞭解與預防	彼得塔歇爾著	180元
㊴甲殼質殼聚糖健康法	沈永嘉譯	160元

・實用女性學講座・電腦編號 19

①解讀女性內心世界	島田一男著	150元
②塑造成熟的女性	島田一男著	150元
③女性整體裝扮學	黃靜香編著	180元
④女性應對禮儀	黃靜香編著	180元

・校 園 系 列・電腦編號20

①讀書集中術	多湖輝著	150元
②應考的訣竅	多湖輝著	150元
③輕鬆讀書贏得聯考	多湖輝著	150元
④讀書記憶秘訣	多湖輝著	150元
⑤視力恢復！超速讀術	江錦雲譯	180元

・實用心理學講座・電腦編號21

①拆穿欺騙伎倆	多湖輝著	140元
②創造好構想	多湖輝著	140元
③面對面心理術	多湖輝著	160元
④偽裝心理術	多湖輝著	140元
⑤透視人性弱點	多湖輝著	140元
⑥自我表現術	多湖輝著	150元
⑦不可思議的人性心理	多湖輝著	150元
⑧催眠術入門	多湖輝著	150元
⑨責罵部屬的藝術	多湖輝著	150元
⑩精神力	多湖輝著	150元
⑪厚黑說服術	多湖輝著	150元
⑫集中力	多湖輝著	150元
⑬構想力	多湖輝著	150元
⑭深層心理術	多湖輝著	160元
⑮深層語言術	多湖輝著	160元
⑯深層說服術	多湖輝著	180元
⑰掌握潛在心理	多湖輝著	160元

・超現實心理講座・電腦編號22

①超意識覺醒法	詹蔚芬編譯	130元
②護摩秘法與人生	劉名揚編譯	130元
③秘法！超級仙術入門	陸　明譯	150元
④給地球人的訊息	柯素娥編著	150元
⑤密教的神通力	劉名揚編著	130元
⑥神秘奇妙的世界	平川陽一著	180元
⑦地球文明的超革命	吳秋嬌譯	200元
⑧力量石的秘密	吳秋嬌譯	180元
⑨超能力的靈異世界	馬小莉譯	200元

・養 生 保 健・電腦編號23

①醫療養生氣功	黃孝寬著	250元
②中國氣功圖譜	余功保著	230元
③少林醫療氣功精粹	井玉蘭著	250元
④龍形實用氣功	吳大才等著	220元
⑤魚戲增視強身氣功	宮　嬰著	220元
⑥嚴新氣功	前新培金著	250元
⑦道家玄牝氣功	張　章著	200元
⑧仙家秘傳袪病功	李遠國著	160元
⑨少林十大健身功	秦慶豐著	180元
⑩中國自控氣功	張明武著	250元
⑪醫療防癌氣功	黃孝寬著	250元
⑫醫療強身氣功	黃孝寬著	250元
⑬醫療點穴氣功	黃孝寬著	220元
⑭中國八卦如意功	趙維漢著	

・社會人智囊・電腦編號24

①糾紛談判術	清水增三著	160元
②創造關鍵術	淺野八郎著	150元
③觀人術	淺野八郎著	180元
④應急詭辯術	廖英迪編著	160元
⑤天才家學習術	木原武一著	160元
⑥貓型狗式鑑人術	淺野八郎著	180元
⑦逆轉運掌握術	淺野八郎著	180元
⑧人際圓融術	澀谷昌三著	160元

・精 選 系 列・電腦編號25

①毛澤東與鄧小平	渡邊利夫等著	280元
②中國大崩裂	江戶介雄著	180元
③台灣・亞洲奇蹟	上村幸治著	220元
④7-ELEVEN高盈收策略	國友隆一著	180元

・運 動 遊 戲・電腦編號26

①雙人運動	李玉瓊譯	160元
②愉快的跳繩運動	廖玉山譯	180元
③運動會項目精選	王佑京譯	150元

④肋木運動	廖玉山譯	150元
⑤測力運動	王佑宗譯	150元

・心 靈 雅 集・電腦編號 00

①禪言佛語看人生	松濤弘道著	180元
②禪密教的奧秘	葉逯謙譯	120元
③觀音大法力	田口日勝著	120元
④觀音法力的大功德	田口日勝著	120元
⑤達摩禪106智慧	劉華亭編譯	150元
⑥有趣的佛教研究	葉逯謙編譯	120元
⑦夢的開運法	蕭京凌譯	130元
⑧禪學智慧	柯素娥編譯	130元
⑨女性佛教入門	許俐萍譯	110元
⑩佛像小百科	心靈雅集編譯組	130元
⑪佛教小百科趣談	心靈雅集編譯組	120元
⑫佛教小百科漫談	心靈雅集編譯組	150元
⑬佛教知識小百科	心靈雅集編譯組	150元
⑭佛學名言智慧	松濤弘道著	220元
⑮釋迦名言智慧	松濤弘道著	220元
⑯活人禪	平田精耕著	120元
⑰坐禪入門	柯素娥編譯	120元
⑱現代禪悟	柯素娥編譯	130元
⑲道元禪師語錄	心靈雅集編譯組	130元
⑳佛學經典指南	心靈雅集編譯組	130元
㉑何謂「生」　阿含經	心靈雅集編譯組	150元
㉒一切皆空　般若心經	心靈雅集編譯組	150元
㉓超越迷惘　法句經	心靈雅集編譯組	130元
㉔開拓宇宙觀　華嚴經	心靈雅集編譯組	130元
㉕真實之道　法華經	心靈雅集編譯組	130元
㉖自由自在　涅槃經	心靈雅集編譯組	130元
㉗沈默的教示　維摩經	心靈雅集編譯組	150元
㉘開通心眼　佛語佛戒	心靈雅集編譯組	130元
㉙揭秘寶庫　密教經典	心靈雅集編譯組	130元
㉚坐禪與養生	廖松濤譯	110元
㉛釋尊十戒	柯素娥編譯	120元
㉜佛法與神通	劉欣如編著	120元
㉝悟（正法眼藏的世界）	柯素娥編譯	120元
㉞只管打坐	劉欣如編譯	120元
㉟喬答摩・佛陀傳	劉欣如編著	120元
㊱唐玄奘留學記	劉欣如編譯	120元

㊲佛教的人生觀	劉欣如編譯	110元
㊳無門關（上卷）	心靈雅集編譯組	150元
㊴無門關（下卷）	心靈雅集編譯組	150元
㊵業的思想	劉欣如編著	130元
㊶佛法難學嗎	劉欣如著	140元
㊷佛法實用嗎	劉欣如著	140元
㊸佛法殊勝嗎	劉欣如著	140元
㊹因果報應法則	李常傳編	140元
㊺佛教醫學的奧秘	劉欣如編著	150元
㊻紅塵絕唱	海　若著	130元
㊼佛教生活風情	洪丕謨、姜玉珍著	220元
㊽行住坐臥有佛法	劉欣如著	160元
㊾起心動念是佛法	劉欣如著	160元
㊿四字禪語	曹洞宗青年會	200元
51妙法蓮華經	劉欣如編著	160元

•經 營 管 理•電腦編號01

◎創新經營管理六十六大計（精）	蔡弘文編	780元
①如何獲取生意情報	蘇燕謀譯	110元
②經濟常識問答	蘇燕謀譯	130元
③股票致富68秘訣	簡文祥譯	200元
④台灣商戰風雲錄	陳中雄著	120元
⑤推銷大王秘錄	原一平著	180元
⑥新創意•賺大錢	王家成譯	90元
⑦工廠管理新手法	琪　輝著	120元
⑧奇蹟推銷術	蘇燕謀譯	100元
⑨經營參謀	柯順隆譯	120元
⑩美國實業24小時	柯順隆譯	80元
⑪撼動人心的推銷法	原一平著	150元
⑫高竿經營法	蔡弘文編	120元
⑬如何掌握顧客	柯順隆譯	150元
⑭一等一賺錢策略	蔡弘文編	120元
⑯成功經營妙方	鐘文訓著	120元
⑰一流的管理	蔡弘文編	150元
⑱外國人看中韓經濟	劉華亭譯	150元
⑲企業不良幹部群相	琪輝編著	120元
⑳突破商場人際學	林振輝編著	90元
㉑無中生有術	琪輝編著	140元
㉒如何使女人打開錢包	林振輝編著	100元
㉓操縱上司術	邑井操著	90元

㉔小公司經營策略	王嘉誠著	160元
㉕成功的會議技巧	鐘文訓編譯	100元
㉖新時代老闆學	黃柏松編著	100元
㉗如何創造商場智囊團	林振輝編譯	150元
㉘十分鐘推銷術	林振輝編譯	180元
㉙五分鐘育才	黃柏松編譯	100元
㉚成功商場戰術	陸明編譯	100元
㉛商場談話技巧	劉華亭編譯	120元
㉜企業帝王學	鐘文訓譯	90元
㉝自我經濟學	廖松濤編譯	100元
㉞一流的經營	陶田生編著	120元
㉟女性職員管理術	王昭國編譯	120元
㊱ＩＢＭ的人事管理	鐘文訓編譯	150元
㊲現代電腦常識	王昭國編譯	150元
㊳電腦管理的危機	鐘文訓編譯	120元
㊴如何發揮廣告效果	王昭國編譯	150元
㊵最新管理技巧	王昭國編譯	150元
㊶一流推銷術	廖松濤編譯	150元
㊷包裝與促銷技巧	王昭國編譯	130元
㊸企業王國指揮塔	松下幸之助著	120元
㊹企業精銳兵團	松下幸之助著	120元
㊺企業人事管理	松下幸之助著	100元
㊻華僑經商致富術	廖松濤編譯	130元
㊼豐田式銷售技巧	廖松濤編譯	180元
㊽如何掌握銷售技巧	王昭國編著	130元
㊿洞燭機先的經營	鐘文訓編譯	150元
52新世紀的服務業	鐘文訓編譯	100元
53成功的領導者	廖松濤編譯	120元
54女推銷員成功術	李玉瓊編譯	130元
55ＩＢＭ人才培育術	鐘文訓編譯	100元
56企業人自我突破法	黃琪輝編著	150元
58財富開發術	蔡弘文編著	130元
59成功的店舖設計	鐘文訓編著	150元
61企管回春法	蔡弘文編著	130元
62小企業經營指南	鐘文訓編譯	100元
63商場致勝名言	鐘文訓編譯	150元
64迎接商業新時代	廖松濤編譯	100元
66新手股票投資入門	何朝乾　編	180元
67上揚股與下跌股	何朝乾編譯	180元
68股票速成學	何朝乾編譯	180元
69理財與股票投資策略	黃俊豪編著	180元

⑩黃金投資策略　黃俊豪編著　180元
⑪厚黑管理學　廖松濤編譯　180元
⑫股市致勝格言　呂梅莎編譯　180元
⑬透視西武集團　林谷燁編譯　150元
⑯巡迴行銷術　陳蒼杰譯　150元
⑰推銷的魔術　王嘉誠譯　120元
⑱60秒指導部屬　周蓮芬編譯　150元
⑲精銳女推銷員特訓　李玉瓊編譯　130元
⑳企劃、提案、報告圖表的技巧　鄭　汶　譯　180元
㉑海外不動產投資　許達守編譯　150元
㉒八百件的世界策略　李玉瓊譯　150元
㉓服務業品質管理　吳宜芬譯　180元
㉔零庫存銷售　黃東謙編譯　150元
㉕三分鐘推銷管理　劉名揚編譯　150元
㉖推銷大王奮鬥史　原一平著　150元
㉗豐田汽車的生產管理　林谷燁編譯　150元

•成功寶庫•電腦編號 02

①上班族交際術　江森滋著　100元
②拍馬屁訣竅　廖玉山編譯　110元
④聽話的藝術　歐陽輝編譯　110元
⑨求職轉業成功術　陳　義編著　110元
⑩上班族禮儀　廖玉山編著　120元
⑪接近心理學　李玉瓊編著　100元
⑫創造自信的新人生　廖松濤編著　120元
⑭上班族如何出人頭地　廖松濤編著　100元
⑮神奇瞬間瞑想法　廖松濤編譯　100元
⑯人生成功之鑰　楊意苓編著　150元
⑲給企業人的諍言　鐘文訓編著　120元
⑳企業家自律訓練法　陳　義編譯　100元
㉑上班族妖怪學　廖松濤編著　100元
㉒猶太人縱橫世界的奇蹟　孟佑政編著　110元
㉓訪問推銷術　黃静香編著　130元
㉕你是上班族中強者　嚴思圖編著　100元
㉖向失敗挑戰　黃静香編著　100元
㉙機智應對術　李玉瓊編著　130元
㉚成功頓悟100則　蕭京凌編譯　130元
㉛掌握好運100則　蕭京凌編譯　110元
㉜知性幽默　李玉瓊編譯　130元
㉝熟記對方絕招　黃静香編譯　100元

㉞男性成功秘訣	陳蒼杰編譯	130元
㊱業務員成功秘方	李玉瓊編著	120元
㊲察言觀色的技巧	劉華亭編著	130元
㊳一流領導力	施義彥編譯	120元
㊴一流說服力	李玉瓊編著	130元
㊵30秒鐘推銷術	廖松濤編譯	150元
㊶猶太成功商法	周蓮芬編譯	120元
㊷尖端時代行銷策略	陳蒼杰編著	100元
㊸顧客管理學	廖松濤編著	100元
㊹如何使對方說Yes	程　羲編著	150元
㊺如何提高工作效率	劉華亭編著	150元
㊼上班族口才學	楊鴻儒譯	120元
㊽上班族新鮮人須知	程　羲編著	120元
㊾如何左右逢源	程　羲編著	130元
㊿語言的心理戰	多湖輝著	130元
(51)扣人心弦演說術	劉名揚編著	120元
(53)如何增進記憶力、集中力	廖松濤譯	130元
(55)性惡企業管理學	陳蒼杰譯	130元
(56)自我啟發200招	楊鴻儒編著	150元
(57)做個傑出女職員	劉名揚編著	130元
(58)靈活的集團營運術	楊鴻儒編著	120元
(60)個案研究活用法	楊鴻儒編著	130元
(61)企業教育訓練遊戲	楊鴻儒編著	120元
(62)管理者的智慧	程　義編譯	130元
(63)做個佼佼管理者	馬筱莉編譯	130元
(64)智慧型說話技巧	沈永嘉編譯	130元
(66)活用佛學於經營	松濤弘道著	150元
(67)活用禪學於企業	柯素娥編譯	130元
(68)詭辯的智慧	沈永嘉編譯	150元
(69)幽默詭辯術	廖玉山編譯	150元
(70)拿破崙智慧箴言	柯素娥編譯	130元
(71)自我培育・超越	蕭京凌編譯	150元
(74)時間即一切	沈永嘉編譯	130元
(75)自我脫胎換骨	柯素娥譯	150元
(76)贏在起跑點—人才培育鐵則	楊鴻儒編譯	150元
(77)做一枚活棋	李玉瓊編譯	130元
(78)面試成功戰略	柯素娥編譯	130元
(79)自我介紹與社交禮儀	柯素娥編譯	150元
(80)說NO的技巧	廖玉山編譯	130元
(81)瞬間攻破心防法	廖玉山編譯	120元
(82)改變一生的名言	李玉瓊編譯	130元

⑧③性格性向創前程	楊鴻儒編譯	130元
⑧④訪問行銷新竅門	廖玉山編譯	150元
⑧⑤無所不達的推銷話術	李玉瓊編譯	150元

・處世智慧・電腦編號03

①如何改變你自己	陸明編譯	120元
②人性心理陷阱	多湖輝著	90元
④幽默說話術	林振輝編譯	120元
⑤讀書36計	黃柏松編譯	120元
⑥靈感成功術	譚繼山編譯	80元
⑧扭轉一生的五分鐘	黃柏松編譯	100元
⑨知人、知面、知其心	林振輝譯	110元
⑩現代人的詭計	林振輝譯	100元
⑫如何利用你的時間	蘇遠謀譯	80元
⑬口才必勝術	黃柏松編譯	120元
⑭女性的智慧	譚繼山編譯	90元
⑮如何突破孤獨	張文志編譯	80元
⑯人生的體驗	陸明編譯	80元
⑰微笑社交術	張芳明譯	90元
⑱幽默吹牛術	金子登著	90元
⑲攻心說服術	多湖輝著	100元
⑳當機立斷	陸明編譯	70元
㉑勝利者的戰略	宋恩臨編譯	80元
㉒如何交朋友	安紀芳編著	70元
㉓鬥智奇謀（諸葛孔明兵法）	陳炳崑著	70元
㉔慧心良言	亦　奇著	80元
㉕名家慧語	蔡逸鴻主編	90元
㉗稱霸者啟示金言	黃柏松編譯	90元
㉘如何發揮你的潛能	陸明編譯	90元
㉙女人身態語言學	李常傳譯	130元
㉚摸透女人心	張文志譯	90元
㉛現代戀愛秘訣	王家成譯	70元
㉜給女人的悄悄話	妮倩編譯	90元
㉞如何開拓快樂人生	陸明編譯	90元
㉟驚人時間活用法	鐘文訓譯	80元
㊱成功的捷徑	鐘文訓譯	70元
㊲幽默逗笑術	林振輝著	120元
㊳活用血型讀書法	陳炳崑譯	80元
㊴心　燈	葉于模著	100元
㊵當心受騙	林顯茂譯	90元

㊶心・體・命運	蘇燕謀譯	70元
㊷如何使頭腦更敏銳	陸明編譯	70元
㊸宮本武藏五輪書金言錄	宮本武藏著	100元
㊺勇者的智慧	黃柏松編譯	80元
㊼成熟的愛	林振輝譯	120元
㊽現代女性駕馭術	蔡德華著	90元
㊾禁忌遊戲	酒井潔著	90元
52摸透男人心	劉華亭編譯	80元
53如何達成願望	謝世輝著	90元
54創造奇蹟的「想念法」	謝世輝著	90元
55創造成功奇蹟	謝世輝著	90元
56男女幽默趣典	劉華亭譯	90元
57幻想與成功	廖松濤譯	80元
58反派角色的啟示	廖松濤編譯	70元
59現代女性須知	劉華亭編著	75元
61機智說話術	劉華亭編譯	100元
62如何突破內向	姜倩怡編譯	110元
64讀心術入門	王家成編譯	100元
65如何解除內心壓力	林美羽編著	110元
66取信於人的技巧	多湖輝著	110元
67如何培養堅強的自我	林美羽編著	90元
68自我能力的開拓	卓一凡編著	110元
70縱橫交涉術	嚴思圖編著	90元
71如何培養妳的魅力	劉文珊編著	90元
72魅力的力量	姜倩怡編著	90元
73金錢心理學	多湖輝著	100元
74語言的圈套	多湖輝著	110元
75個性膽怯者的成功術	廖松濤編譯	100元
76人性的光輝	文可式編著	90元
78驚人的速讀術	鐘文訓編譯	90元
79培養靈敏頭腦秘訣	廖玉山編著	90元
80夜晚心理術	鄭秀美編譯	80元
81如何做個成熟的女性	李玉瓊編著	80元
82現代女性成功術	劉文珊編著	90元
83成功說話技巧	梁惠珠編譯	100元
84人生的真諦	鐘文訓編譯	100元
85妳是人見人愛的女孩	廖松濤編著	120元
87指尖・頭腦體操	蕭京凌編譯	90元
88電話應對禮儀	蕭京凌編著	120元
89自我表現的威力	廖松濤編譯	100元
90名人名語啟示錄	喬家楓編著	100元

⑨①男與女的哲思	程鐘梅編譯	110元
⑨②靈思慧語	牧　風著	110元
⑨③心靈夜語	牧　風著	100元
⑨④激盪腦力訓練	廖松濤編譯	100元
⑨⑤三分鐘頭腦活性法	廖玉山編譯	110元
⑨⑥星期一的智慧	廖玉山編譯	100元
⑨⑦溝通說服術	賴文琇編譯	100元
⑨⑧超速讀超記憶法	廖松濤編譯	140元

•健康與美容• 電腦編號 04

①B型肝炎預防與治療	曾慧琪譯	130元
③媚酒傳（中國王朝秘酒）	陸明主編	120元
④藥酒與健康果菜汁	成玉主編	150元
⑤中國回春健康術	蔡一藩著	100元
⑥奇蹟的斷食療法	蘇燕謀譯	110元
⑧健美食物法	陳炳崑譯	120元
⑨驚異的漢方療法	唐龍編著	90元
⑩不老強精食	唐龍編著	100元
⑪經脈美容法	月乃桂子著	90元
⑫五分鐘跳繩健身法	蘇明達譯	100元
⑬睡眠健康法	王家成譯	80元
⑭你就是名醫	張芳明譯	90元
⑮如何保護你的眼睛	蘇燕謀譯	70元
⑯自我指壓術	今井義睛著	120元
⑰室內身體鍛鍊法	陳炳崑譯	100元
⑲釋迦長壽健康法	譚繼山譯	90元
⑳腳部按摩健康法	譚繼山譯	120元
㉑自律健康法	蘇明達譯	90元
㉓身心保健座右銘	張仁福著	160元
㉔腦中風家庭看護與運動治療	林振輝譯	100元
㉕秘傳醫學人相術	成玉主編	120元
㉖導引術入門(1)治療慢性病	成玉主編	110元
㉗導引術入門(2)健康・美容	成玉主編	110元
㉘導引術入門(3)身心健康法	成玉主編	110元
㉙妙用靈藥・蘆薈	李常傳譯	150元
㉚萬病回春百科	吳通華著	150元
㉛初次懷孕的10個月	成玉編譯	130元
㉜中國秘傳氣功治百病	陳炳崑編譯	130元
㉞仙人成仙術	陸明編譯	100元
㉟仙人長生不老學	陸明編譯	100元

㊱釋迦秘傳米粒刺激法	鐘文訓譯	120元
㊲痔・治療與預防	陸明編譯	130元
㊳自我防身絕技	陳炳崑編譯	120元
㊴運動不足時疲勞消除法	廖松濤譯	110元
㊵三溫暖健康法	鐘文訓編譯	90元
㊸維他命與健康	鐘文訓譯	150元
㊺森林浴—綠的健康法	劉華亭編譯	80元
㊼導引術入門(4)酒浴健康法	成玉主編	90元
㊽導引術入門(5)不老回春法	成玉主編	90元
㊾山白竹（劍竹）健康法	鐘文訓譯	90元
㊿解救你的心臟	鐘文訓編譯	100元
51牙齒保健法	廖玉山譯	90元
52超人氣功法	陸明編譯	110元
53超能力秘密開發法	廖松濤譯	80元
54借力的奇蹟(1)	力拔山著	100元
55借力的奇蹟(2)	力拔山著	100元
56五分鐘小睡健康法	呂添發撰	120元
57禿髮、白髮預防與治療	陳炳崑撰	120元
58吃出健康藥膳	劉大器著	100元
59艾草健康法	張汝明編譯	90元
60一分鐘健康診斷	蕭京凌編譯	90元
61念術入門	黃靜香編譯	90元
62念術健康法	黃靜香編譯	90元
63健身回春法	梁惠珠編譯	100元
64姿勢養生法	黃秀娟編譯	90元
65仙人瞑想法	鐘文訓譯	120元
66人蔘的神效	林慶旺譯	100元
67奇穴治百病	吳通華著	120元
68中國傳統健康法	靳海東著	100元
69下半身減肥法	納他夏・史達賓著	110元
70使妳的肌膚更亮麗	楊　皓編譯	100元
71酵素健康法	楊　皓編譯	120元
73腰痛預防與治療	五味雅吉著	100元
74如何預防心臟病・腦中風	譚定長等著	100元
75少女的生理秘密	蕭京凌譯	120元
76頭部按摩與針灸	楊鴻儒譯	100元
77雙極療術入門	林聖道著	100元
78氣功自療法	梁景蓮著	120元
79大蒜健康法	李玉瓊編譯	100元
80紅蘿蔔汁斷食療法	李玉瓊譯	120元
81健胸美容秘訣	黃靜香譯	120元

㉜鍺奇蹟療效	林宏儒譯	120元
㉝三分鐘健身運動	廖玉山譯	120元
㉞尿療法的奇蹟	廖玉山譯	120元
㉟神奇的聚積療法	廖玉山譯	120元
㊱預防運動傷害伸展體操	楊鴻儒編譯	120元
㊳五日就能改變你	柯素娥譯	110元
㊴三分鐘氣功健康法	陳美華譯	120元
㊵痛風劇痛消除法	余昇凌譯	120元
㊶道家氣功術	早島正雄著	130元
㊷氣功減肥術	早島正雄著	120元
㊸超能力氣功法	柯素娥譯	130元
㊹氣的瞑想法	早島正雄著	120元

・家庭／生活・電腦編號05

①單身女郎生活經驗談	廖玉山編著	100元
②血型・人際關係	黃靜編著	120元
③血型・妻子	黃靜編著	110元
④血型・丈夫	廖玉山編譯	130元
⑤血型・升學考試	沈永嘉編譯	120元
⑥血型・臉型・愛情	鐘文訓編譯	120元
⑦現代社交須知	廖松濤編譯	100元
⑧簡易家庭按摩	鐘文訓編譯	150元
⑨圖解家庭看護	廖玉山編譯	120元
⑩生男育女隨心所欲	岡正基編著	160元
⑪家庭急救治療法	鐘文訓編著	100元
⑫新孕婦體操	林曉鐘譯	120元
⑬從食物改變個性	廖玉山編譯	100元
⑭藥草的自然療法	東城百合子著	200元
⑮糙米菜食與健康料理	東城百合子著	180元
⑯現代人的婚姻危機	黃　靜編著	90元
⑰親子遊戲　0歲	林慶旺編譯	100元
⑱親子遊戲　1～2歲	林慶旺編譯	110元
⑲親子遊戲　3歲	林慶旺編譯	100元
⑳女性醫學新知	林曉鐘編譯	130元
㉑媽媽與嬰兒	張汝明編譯	180元
㉒生活智慧百科	黃　靜編譯	100元
㉓手相・健康・你	林曉鐘編譯	120元
㉔菜食與健康	張汝明編譯	110元
㉕家庭素食料理	陳東達著	140元
㉖性能力活用秘法	米開・尼里著	150元

㉗兩性之間	林慶旺編譯	120元
㉘性感經穴健康法	蕭京凌編譯	150元
㉙幼兒推拿健康法	蕭京凌編譯	100元
㉚談中國料理	丁秀山編著	100元
㉛舌技入門	增田豐　著	160元
㉜預防癌症的飲食法	黃靜香編譯	150元
㉝性與健康寶典	黃靜香編譯	180元
㉞正確避孕法	蕭京凌編譯	130元
㉟吃的更漂亮美容食譜	楊萬里著	120元
㊱圖解交際舞速成	鐘文訓編譯	150元
㊲觀相導引術	沈永嘉譯	130元
㊳初為人母12個月	陳義譯	130元
㊴圖解麻將入門	顧安行編譯	160元
㊵麻將必勝秘訣	石利夫編譯	160元
㊶女性一生與漢方	蕭京凌編譯	100元
㊷家電的使用與修護	鐘文訓編譯	160元
㊸錯誤的家庭醫療法	鐘文訓編譯	100元
㊹簡易防身術	陳慧珍編譯	130元
㊺茶健康法	鐘文訓編譯	130元
㊻雞尾酒大全	劉雪卿譯	180元
㊼生活的藝術	沈永嘉編著	120元
㊽雜草雜果健康法	沈永嘉編著	120元
㊾如何選擇理想妻子	荒谷慈著	110元
㊿如何選擇理想丈夫	荒谷慈著	110元
51中國食與性的智慧	根本光人著	150元
52開運法話	陳宏男譯	100元
53禪語經典＜上＞	平田精耕著	150元
54禪語經典＜下＞	平田精耕著	150元
55手掌按摩健康法	鐘文訓譯	180元
56脚底按摩健康法	鐘文訓譯	150元
57仙道運氣健身法	高藤聰一郎著	150元
58健心、健體呼吸法	蕭京凌譯	120元
59自彊術入門	蕭京凌譯	120元
60指技入門	增田豐著	160元
61下半身鍛鍊法	增田豐著	180元
62表象式學舞法	黃靜香編譯	180元
63圖解家庭瑜伽	鐘文訓譯	130元
64食物治療寶典	黃靜香編譯	130元
65智障兒保育入門	楊鴻儒譯	130元
66自閉兒童指導入門	楊鴻儒譯	180元
67乳癌發現與治療	黃靜香譯	130元

⑱盆栽培養與欣賞	廖啟新編譯	180元
⑲世界手語入門	蕭京凌編譯	180元
⑳賽馬必勝法	李錦雀編譯	200元
㉑中藥健康粥	蕭京凌編譯	120元
㉒健康食品指南	劉文珊編譯	130元
㉓健康長壽飲食法	鐘文訓編譯	150元
㉔夜生活規則	增田豐著	120元
㉕自製家庭食品	鐘文訓編譯	200元
㉖仙道帝王招財術	廖玉山譯	130元
㉗「氣」的蓄財術	劉名揚譯	130元
㉘佛教健康法入門	劉名揚譯	130元
㉙男女健康醫學	郭汝蘭譯	150元
㉚成功的果樹培育法	張煌編譯	130元
㉛實用家庭菜園	孔翔儀編譯	130元
㉜氣與中國飲食法	柯素娥編譯	130元
㉝世界生活趣譚	林其英著	160元
㉞胎教二八〇天	鄭淑美譯	180元
㉟酒自己動手釀	柯素娥編著	160元
㊱自己動「手」健康法	手嶋曻著	160元
㊲香味活用法	森田洋子著	160元
㊳寰宇趣聞搜奇	林其英著	200元

•命理與預言• 電腦編號06

①星座算命術	張文志譯	120元
③圖解命運學	陸明編著	200元
④中國秘傳面相術	陳炳崑編著	110元
⑤輪迴法則（生命轉生的秘密）	五島勉著	80元
⑥命名彙典	水雲居士編著	180元
⑦簡明紫微斗術命運學	唐龍編著	130元
⑧住宅風水吉凶判斷法	琪輝編譯	120元
⑨鬼谷算命秘術	鬼谷子著	150元
⑩中國算命占星學	陸　明著	120元
⑪女性星魂術	岩滿羅門著	200元
⑫簡明四柱推命學	李常傳編譯	150元
⑭十二支命相學	王家成譯	80元
⑮啟示錄中的世界末日	蘇燕謀編譯	80元
⑯簡明易占學	黃小娥著	100元
⑰指紋算命學	邱夢蕾譯	90元
⑱樸克牌占卜入門	王家成譯	100元
⑲A血型與十二生肖	鄒雲英編譯	90元

⑳Ｂ血型與十二生肖	鄒雲英編譯	90元
㉑Ｏ血型與十二生肖	鄒雲英編譯	100元
㉒ＡＢ血型與十二生肖	鄒雲英編譯	90元
㉓筆跡占卜學	周子敬著	120元
㉔神秘消失的人類	林達中譯	80元
㉕世界之謎與怪談	陳炳崑譯	80元
㉖符咒術入門	柳玉山人編	150元
㉗神奇的白符咒	柳玉山人編	160元
㉘神奇的紫符咒	柳玉山人編	200元
㉙秘咒魔法開運術	吳慧鈴編譯	180元
㉚中國式面相學入門	蕭京凌編著	90元
㉛改變命運的手相術	鐘文訓編著	120元
㉜黃帝手相占術	鮑黎明著	230元
㉝惡魔的咒法	杜美芳譯	230元
㉞脚相開運術	王瑞禎譯	130元
㉟面相開運術	許麗玲譯	150元
㊱房屋風水與運勢	邱震睿編譯	160元
㊲商店風水與運勢	邱震睿編譯	200元
㊳諸葛流天文遁甲	巫立華譯	150元
㊴聖帝五龍占術	廖玉山譯	180元
㊵萬能神算	張助馨編著	120元
㊶神秘的前世占卜	劉名揚譯	150元
㊷諸葛流奇門遁甲	巫立華譯	150元
㊸諸葛流四柱推命	巫立華譯	180元
㊹室內擺設創好運	小林祥晃著	200元
㊺室內裝潢開運法	小林祥晃著	230元
㊻新・大開運吉方位	小林祥晃著	200元

・教養特輯・電腦編號07

①管教子女絕招	多湖輝著	70元
⑤如何教育幼兒	林振輝譯	80元
⑥看圖學英文	陳炳崑編著	90元
⑦關心孩子的眼睛	陸明編	70元
⑧如何生育優秀下一代	邱夢蕾編著	100元
⑨父母如何與子女相處	安紀芳編譯	80元
⑩現代育兒指南	劉華亭編譯	90元
⑫如何培養自立的下一代	黃静香編譯	80元
⑬使用雙手增強腦力	沈永嘉編譯	70元
⑭教養孩子的母親暗示法	多湖輝著	90元
⑮奇蹟教養法	鐘文訓編譯	90元

⑯慈父嚴母的時代	多湖輝著	90元
⑰如何發現問題兒童的才智	林慶旺譯	100元
⑱再見！夜尿症	黃靜香編譯	90元
⑲育兒新智慧	黃静編譯	90元
⑳長子培育術	劉華亭編譯	80元
㉑親子運動遊戲	蕭京凌編譯	90元
㉒一分鐘刺激會話法	鐘文訓編著	90元
㉓啟發孩子讀書的興趣	李玉瓊編著	100元
㉔如何使孩子更聰明	黃静編著	100元
㉕３・４歲育兒寶典	黃静香編譯	100元
㉖一對一教育法	林振輝編譯	100元
㉗母親的七大過失	鐘文訓編譯	100元
㉘幼兒才能開發測驗	蕭京凌編譯	100元
㉙教養孩子的智慧之眼	黃静香編譯	100元
㉚如何創造天才兒童	林振輝編譯	90元
㉛如何使孩子數學滿點	林明嬋編著	100元

•消遣特輯• 電腦編號08

①小動物飼養秘訣	徐道政譯	120元
②狗的飼養與訓練	張文志譯	130元
③四季釣魚法	釣朋會編	120元
④鴿的飼養與訓練	林振輝譯	120元
⑤金魚飼養法	鐘文訓編譯	130元
⑥熱帶魚飼養法	鐘文訓編譯	180元
⑦有趣的科學（動腦時間）	蘇燕謀譯	70元
⑧妙事多多	金家驊編譯	80元
⑨有趣的性知識	蘇燕謀編譯	100元
⑩圖解攝影技巧	譚繼山編譯	220元
⑪100種小鳥養育法	譚繼山編譯	200元
⑫樸克牌遊戲與贏牌秘訣	林振輝編譯	120元
⑬遊戲與餘興節目	廖松濤編著	100元
⑭樸克牌魔術・算命・遊戲	林振輝編譯	100元
⑯世界怪動物之謎	王家成譯	90元
⑰有趣智商測驗	譚繼山譯	120元
⑲絕妙電話遊戲	開心俱樂部著	80元
⑳透視超能力	廖玉山譯	90元
㉑戶外登山野營	劉青篁編譯	90元
㉒測驗你的智力	蕭京凌編著	90元
㉓有趣數字遊戲	廖玉山編著	90元
㉔巴士旅行遊戲	陳羲編著	110元

㉕快樂的生活常識	林泰彥編著	90元
㉖室內室外遊戲	蕭京凌編著	110元
㉗神奇的火柴棒測驗術	廖玉山編著	100元
㉘醫學趣味問答	陸明編譯	90元
㉙樸克牌單人遊戲	周蓮芬編譯	130元
㉚靈驗樸克牌占卜	周蓮芬編譯	120元
㉜性趣無窮	蕭京凌編譯	110元
㉝歡樂遊戲手册	張汝明編譯	100元
㉞美國技藝大全	程玫立編譯	100元
㉟聚會即興表演	高育強編譯	90元
㊱恐怖幽默	幽默選集編譯組	120元
㊲兩性幽默	幽默選集編譯組	100元
㊹藝術家幽默	幽默選集編譯組	100元
㊺旅遊幽默	幽默選集編譯組	100元
㊻投機幽默	幽默選集編譯組	100元
㊼異色幽默	幽默選集編譯組	100元
㊽青春幽默	幽默選集編譯組	100元
㊾焦點幽默	幽默選集編譯組	100元
㊿政治幽默	幽默選集編譯組	130元
(51)美國式幽默	幽默選集編譯組	130元

•語 文 特 輯• 電腦編號 09

①日本話1000句速成	王復華編著	60元
②美國話1000句速成	吳銘編著	60元
③美國話1000句速成　附卡帶		220元
④日本話1000句速成　附卡帶		220元
⑤簡明日本話速成	陳炳崑編著	90元

•武 術 特 輯• 電腦編號 10

①陳式太極拳入門	馮志強編著	150元
②武式太極拳	郝少如編著	150元
③練功十八法入門	蕭京凌編著	120元
④教門長拳	蕭京凌編譯	150元
⑤跆拳道	蕭京凌編譯	150元
⑥正傳合氣道	程曉鈴譯	180元
⑦圖解雙節棍	陳銘遠著	150元
⑧格鬥空手道	鄭旭旭編著	180元
⑨實用跆拳道	陳國榮編著	180元
⑩武術初學指南	李文英、解守德編著	250元

國立中央圖書館出版品預行編目資料

A I D S 瞭解與預防／Peter Tatchell 著；劉名揚譯
——初版——臺北市；大展，民84
面；　　公分——（健康天地；38）
譯自：AIDS：A GUIDE TO SURVIVAL
ISBN 957-557-570-9（平裝）

1.愛滋病

415.6　　　　　　　　　　　　　　84013596

ISBN 957-557-570-9

A I D S 瞭解與預防

原著者／彼得・塔歇爾
編譯者／劉　名　揚
發行人／蔡　森　明
出版者／大展出版社有限公司
社　址／台北市北投區（石牌）
致遠一路二段12巷1號
電　話／(02) 8236031・8236033
傳　眞／(02) 8272069
郵政劃撥／0166955－1
登記證／局版臺業字第2171號
承印者／高星企業有限公司
裝　訂／日新裝訂所
排版者／千賓電腦打字有限公司
電　話／（02）8836052
初　版／1995年（民84年）12月
定　價／180元

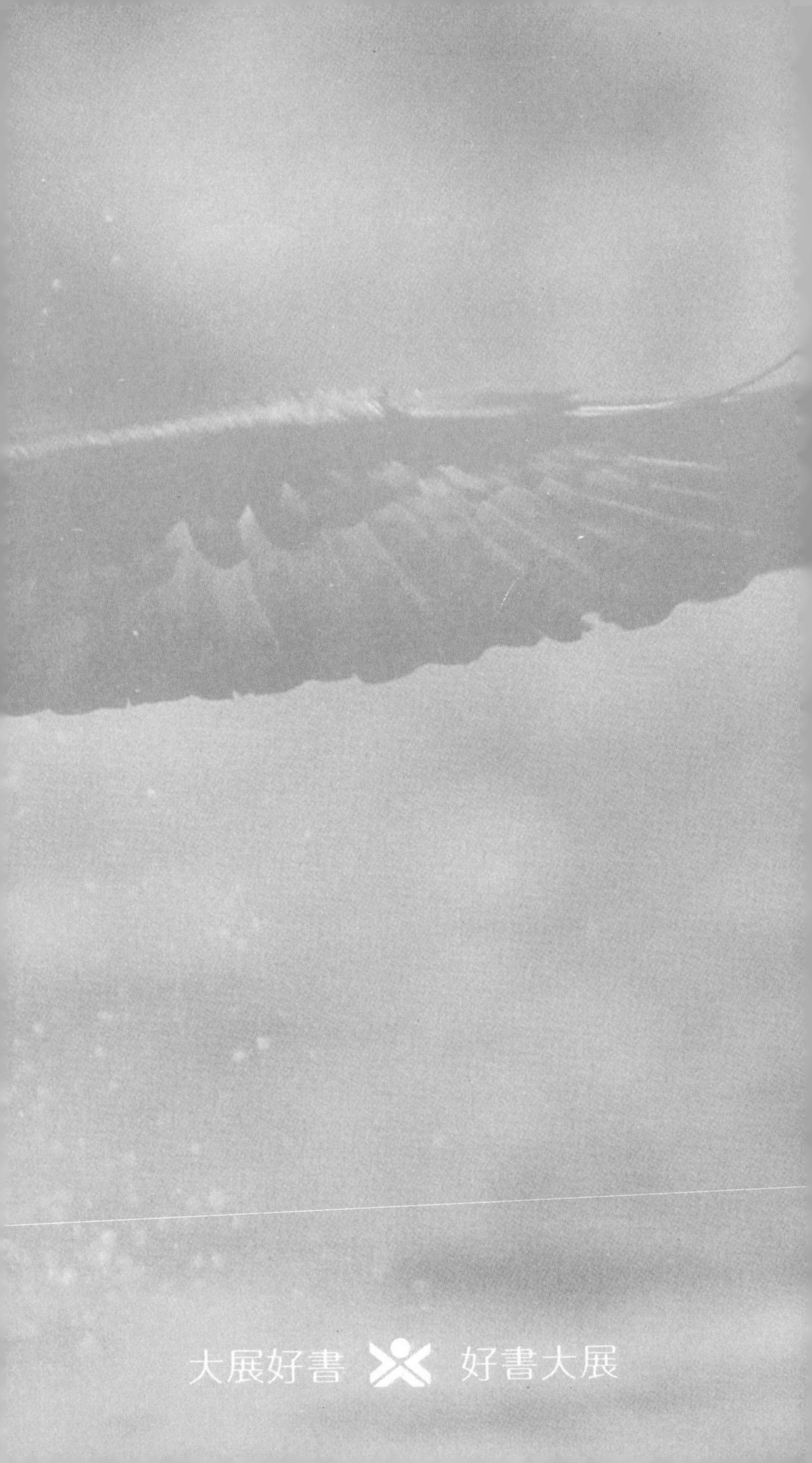
大展好書 好書大展